腸をリセットする簡単レシピ

江田クリニック院長 医学博士 江田 証

幻冬舎

あなたは大丈夫？

腸内環境チェックリスト

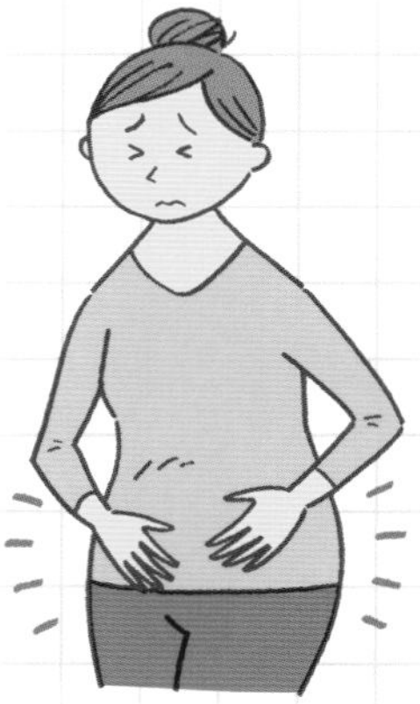

Check 1 日ごろ、糖質をとりすぎないように
お米を控えているが、
おなかの張りを感じる。

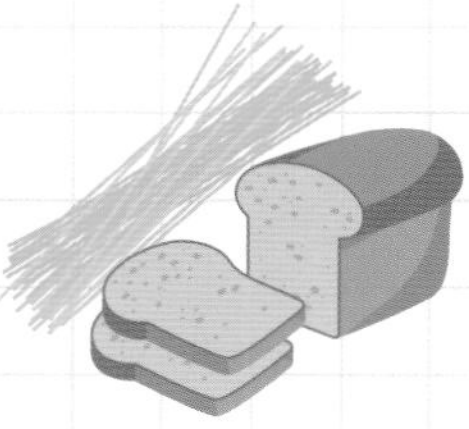

Check 2
パンやパスタを食べたあと、
下痢をしたり、おなかが張ったりする。

Check 3 牛乳やチーズなどの乳製品をとると、
おなかが痛くなる。

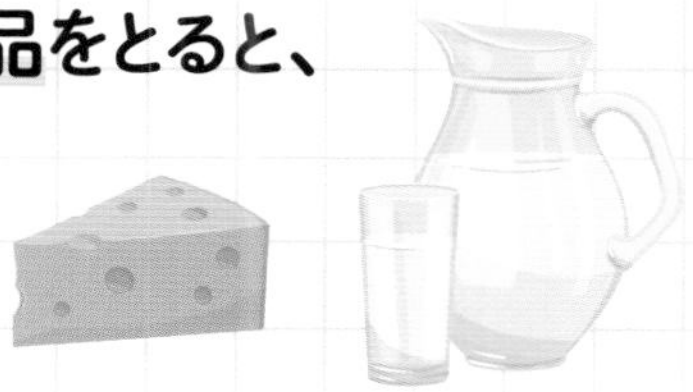

Check 4 毎朝、ヨーグルトを
食べているのに、
便秘や下痢がよくならない。

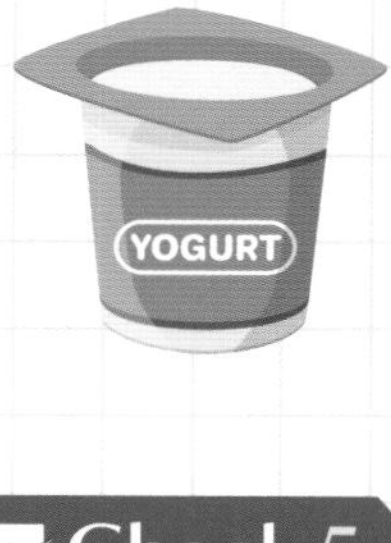

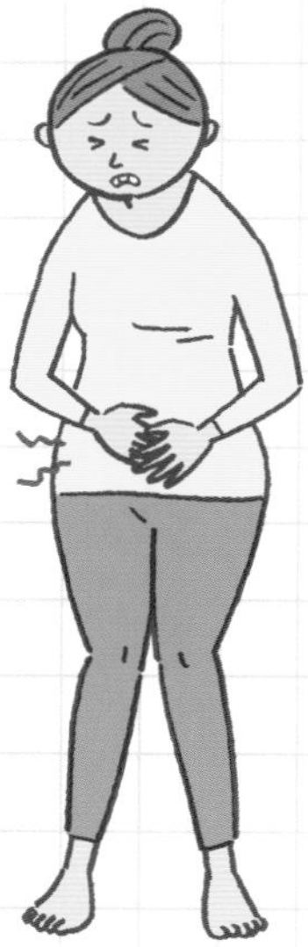

Check 5 ごぼう、豆などの
食物繊維が多い食べ物をとると、
オナラが増えたり、
便秘や下痢が悪化したりする。

Check 6 納豆、キムチなどの発酵食品を食べても、おなかの不調が改善しない。

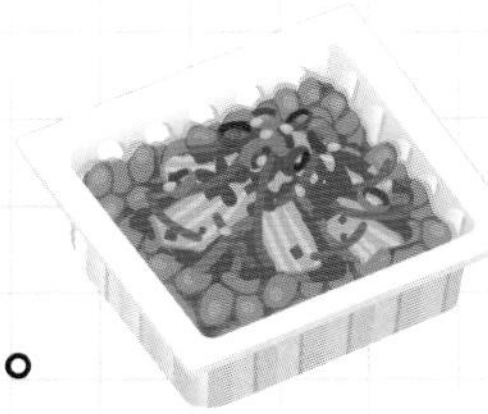

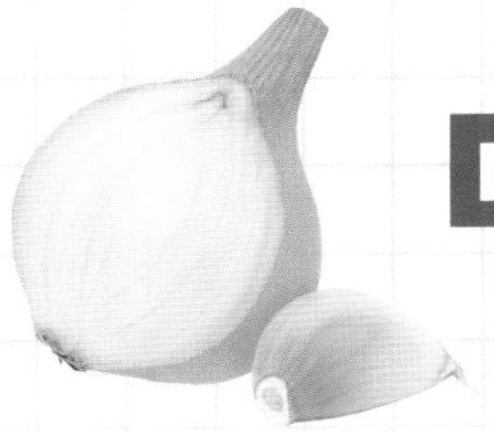

Check 7 タマネギやニンニクを食べると、下痢や腹痛に襲われる。

Check 8 きのこ類を食べると、おなかが痛くなる。

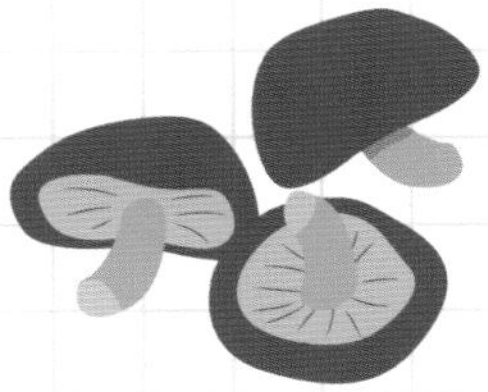

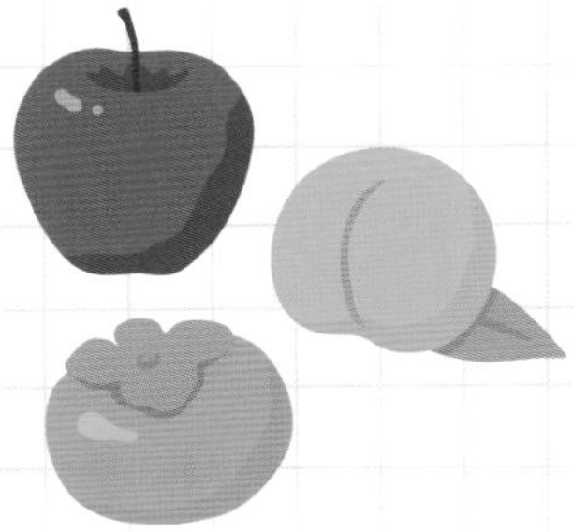

Check 9 リンゴや桃、柿を食べると、おなかに不快感を覚える。

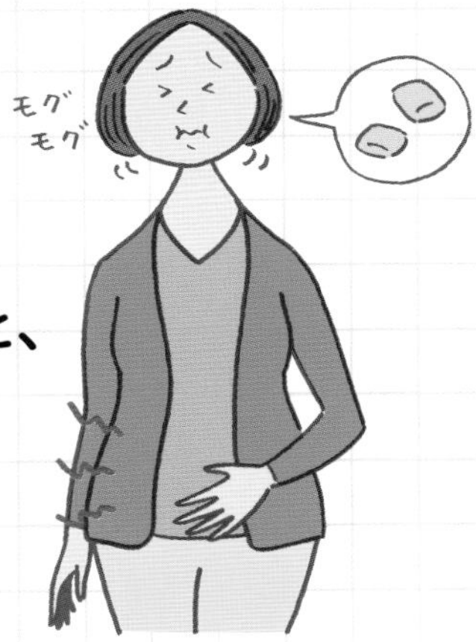

Check 10 キシリトール配合のガムをかむと、おなかが緩くなる。

なかなか治らない、原因不明のおなかの不調は、
「FODMAP《フォドマップ》」という糖質が原因かもしれません。

1つでも当てはまる項目があった人は、

「低FODMAP食事法」がおすすめ！

「低FODMAP食事法」で

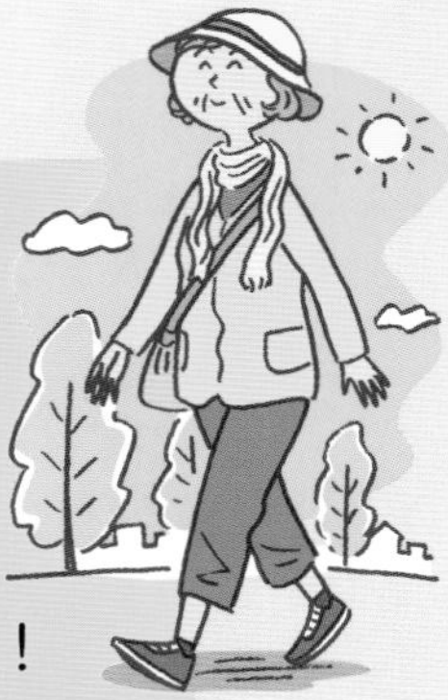

年間30回もの下痢と腹痛に襲われていた

O・Tさん（72歳・女性）

下痢の回数が、**年間1回までに激減**しました！
下痢に襲われなくなったので、**外出も怖くありません**。
高めだった血糖値も下がり、
糖尿病予備群から脱却できました。

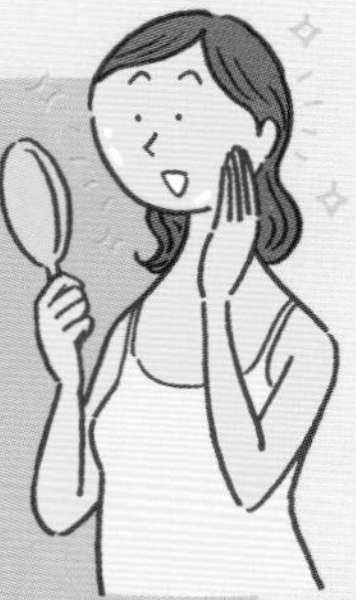

物心ついたときから便秘症だった

I・Yさん（41歳・女性）

便秘が解消して、
毎朝、**理想的なバナナ便**が出ています！
頻繁に出ていた**オナラ**と**ゲップ**もピタリと止まりました。
おなか周りはスッキリして、**肌の調子も上々**です！

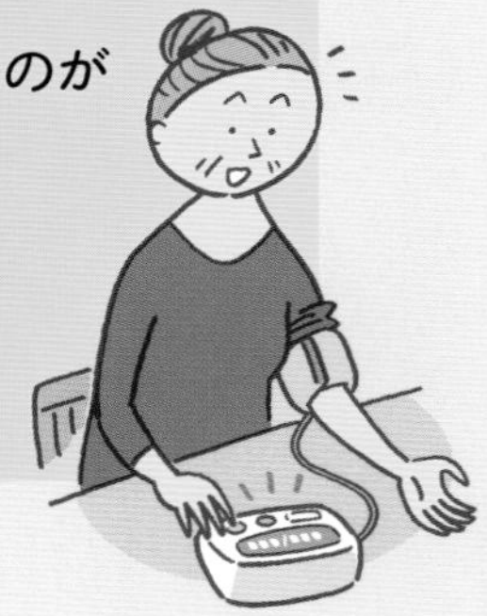

過敏性腸症候群《かびんせいちょうしょうこうぐん》と診断され、下痢に苦しんでいた

Y・Eさん（70歳・女性）

下痢で1日5回以上はトイレに駆け込んでいたのが
半年でピタリと治まって、**毎日快便**です！
かなり高かった
血圧も基準値に下がって安定しています。

下痢、便秘、ガス腹などのおなかの不調が大改善！
血圧、血糖値も下がった！
実践者の「喜びの声」を大公開！

眠れないほどの腹痛に襲われていた

M・Rさん（64歳・女性）

過敏性腸症候群による下痢とガス腹が解消しました！

ひどかった腹痛も軽くなり、ほんとうに助かっています。

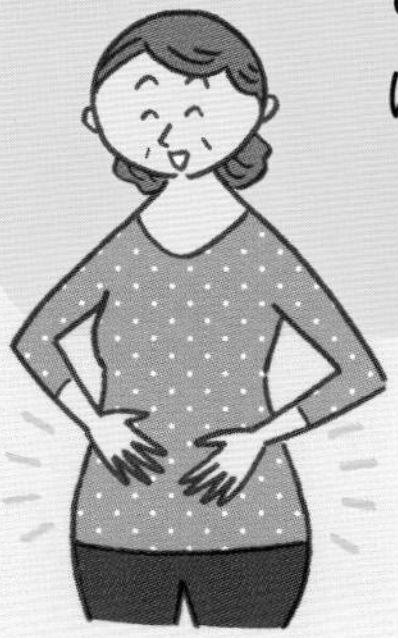

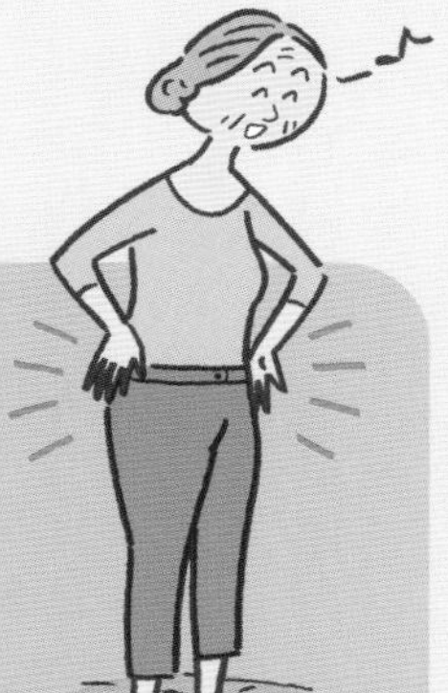

原因不明のおなかの張りがつらかった

F・Yさん（70歳・女性）

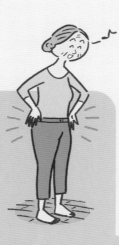

苦しかったおなかの張りが、魔法のように消えました！

便秘ぎみだったのに、ほどよくやわらかい便が、毎朝出ています。

ポッコリと出ていたおなかも凹み、ズボンが楽にはけます。

はじめに

ずっと、おなかの調子がよくないな……。
腸にいいといわれるヨーグルトや納豆、リンゴ、ごぼうを食べ続けているけど、まったく効果を感じない。それどころか、症状がますます悪化している気がする……。
いろんな病院に行って検査を受けても、いつも結果は「異常なし」。じゃあ、このつらい症状は何が原因なんだろうか、不安でたまらない……。
最後に気持ちいい便が出たのは、いつだったか、もう思い出せない……。

いつまで経っても何を試してもよくならない、下痢や便秘、おなかの張りや痛みなどに苦しんでいる人がたくさんいます。おなかの症状だけでもつらいのに、医師からは、「精神的な問題でしょう」「心療内科に行ってください」と突き放され、大きな不安とストレスを感じ、そして強い孤独感にさいなまれているケースも少なくありません。
近年、若い世代を中心に、急激に患者数が増えているのが**「過《か》敏《びん》性《せい》腸《ちょう》症《しょう》候《こう》群《ぐん》」**です。

特定の原因が見つからないにもかかわらず、便秘や下痢、腹痛などのおなかの症状が慢性的に続く病気のこと。**日本人で過敏性腸症候群に悩む患者さんは１７００万人以上**といわれ、中学生・高校生においては20％近くが原因不明のおなかの不調に苦しんでいます。

「ただの下痢や便秘で、大したことはないでしょ」

腸が健康で、いつもおなかの調子がいい人は、そう思うかもしれません。

しかし、過敏性腸症候群の人にとっては、ほんとうに切実な問題です。**常におなかの不調を抱えるということは、生活の質（ＱＯＬ）を著しく低下させます。**

「いつ下痢に襲われるかわからないので、外出もままならない」

「外出先では、まずトイレの場所を確認する。どこに出かけても心から楽しめない」

「トイレの失敗が怖いから、もう旅行をするのはやめた」

「おなかがパンパンに膨れて苦しくて、仕事や勉強に集中できない」

「通勤中、通学中の電車のなかで急に便意に襲われたらどうしよう」

これらは、ほんの一部に過ぎません。まさに人生を奪われたといっても過言ではないのです。なかには、何をしてもよくならないので、治療をあきらめてしまう人もいます。

でも……**どうか、あきらめないでください！**

そのおなかの不調は、きっとよくなります。

近年、過敏性腸症候群のような、原因不明とされるおなかの不調と、**「SIBO《シーボ》（小腸内細菌増殖症）」**が関係していることがわかりました。

SIBOとは、小腸内で腸内細菌が増殖し、暴走している病態のことです。本来、大腸にいるべき細菌が小腸に入り込み、吸収しきれなかった糖をエサに増殖。そして、小腸内で大量のガスを発生させるのです。小腸は大量のガスに耐えられる構造をしていないため、下痢や便秘などのおなかの不調をはじめ、全身にさまざまな悪影響をもたらします。

過敏性腸症候群とSIBOの症状は酷似していて、**「これまで過敏性腸症候群と考えられてきた患者を調べると、その84%はSIBOだった」**という論文※もあります。また、SIBOの人がヨーグルトなどの整腸食を食べると、おなかの症状が悪化する問題もあるのです。

そして、SIBOの改善に役立つのが**「低FODMAP《フォドマップ》食品」**です。

FODMAPとは、小腸で吸収されにくい発酵性のある4つの糖質のことで、「オリゴ糖」「二糖類」「単糖類」「ポリオール」を指します。これらの糖質を、過敏性腸症候群やSIBOの人が摂取すると、小腸内で増殖している腸内細菌がますます活発になり、さらなる不調を引き起こすのです。

つまり、原因不明のおなかの不調に苦しんでいる人は、FODMAPが含まれていない低FODMAP食品をとることで、症状の改善につながります。さらに、低FO

※Lin, H. C.(2004). Small intestinal bacterial overgrowth: a framework for understanding irritable bowel syndrome. JAMA,292(7), 852-858

DMAP食事法の3つのステップを続けることで、自分の体に合わない糖質（食べ物）を特定できるため、あなただけの、**オーダーメイドの「腸活」が可能になるのです。**

私は、医師になって30年もの間、これまでおよそ8万人の、腸の悩みを抱える患者さんを診察してきました。その臨床経験からも、低FODMAP食事法がたくさんの患者さんを救ってきたことは、身をもって知っています。

この本は、患者さんからの「専用のレシピ本がほしい」という要望に応えて制作した、画期的な低FODMAP食事法のレシピ本です。

FODMAPが含まれている「高FODMAP食品」は、小麦やニンニク、タマネギなど、私たちの身近にあふれています。それらを避けて、毎日の献立を考えるのは簡単なことではありません。

そこで大いに役立つのが、低FODMAP食品だけで作られたレシピ本なのです。

今回、料理研究家で管理栄養士の金丸絵里加先生にレシピを監修していただきました。豊富な食事のレシピに加え、**デザート、飲み物のレシピ**もご紹介しています。もちろん、味もおいしいので、毎日楽しみながら、おなかの不調を改善できることでしょう。

腸は、多彩な役割を持ち、脳や心臓などともつながっている重要な臓器です。低FODMAP食事法で、おなかの不調が改善できれば、さまざまな健康効果も期待できます。

本書が、これまでおなかのつらい症状に苦しみ、人生の楽しみを奪われてきた人にとって、少しでも救いとなれば幸いです。

医学博士・江田クリニック院長　江田　証

もくじ

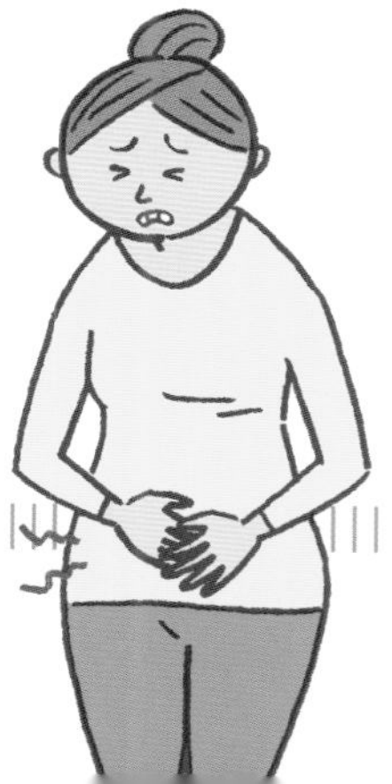

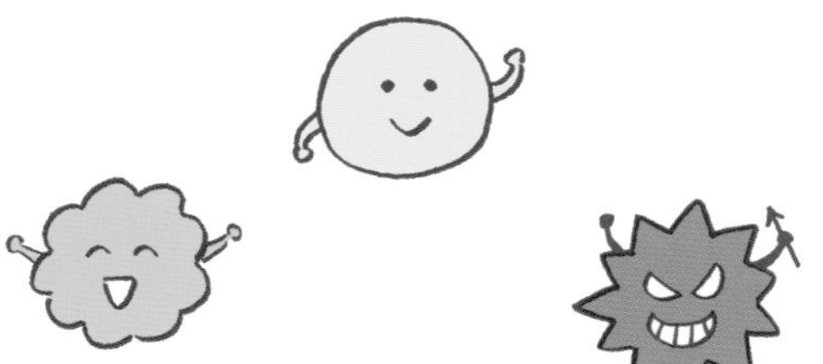

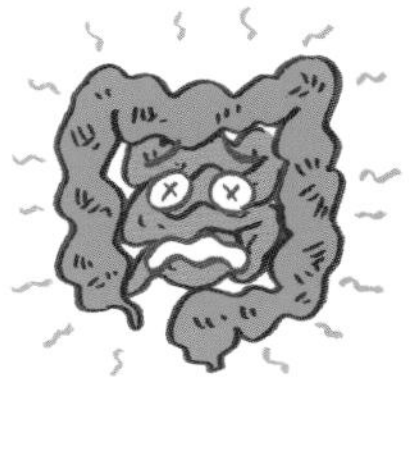

Part 3 簡単でおいしい！「実践レシピ」

レシピ監修・解説、栄養計算：金丸絵里加（管理栄養士）

お好みのレシピを組み合わせて楽しく続けよう！

おかずレシピ

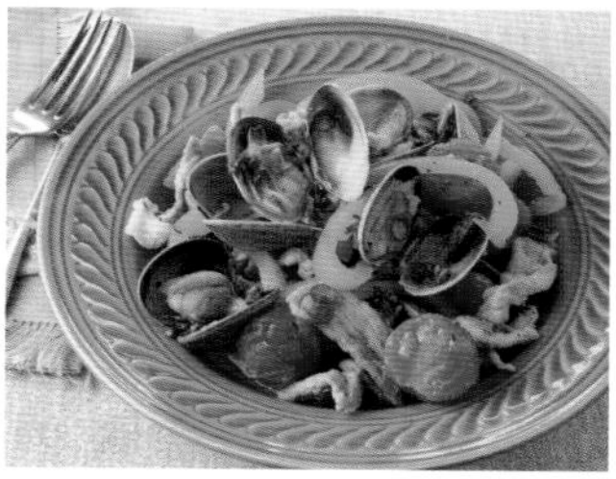

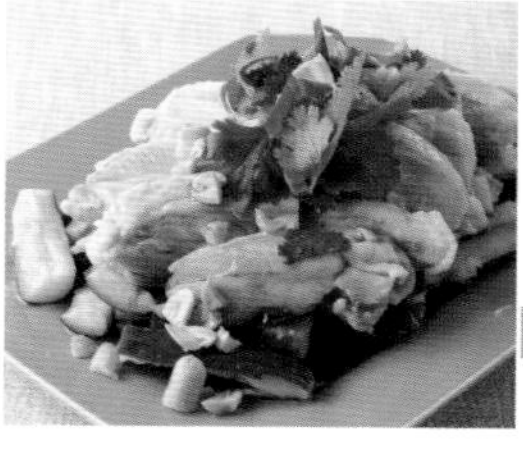

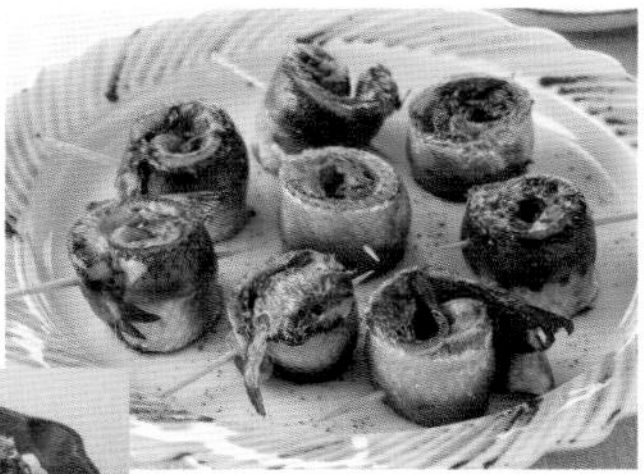

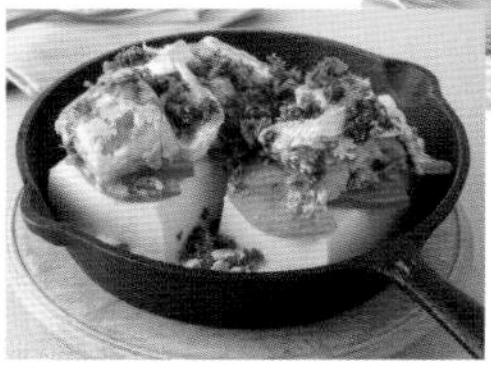

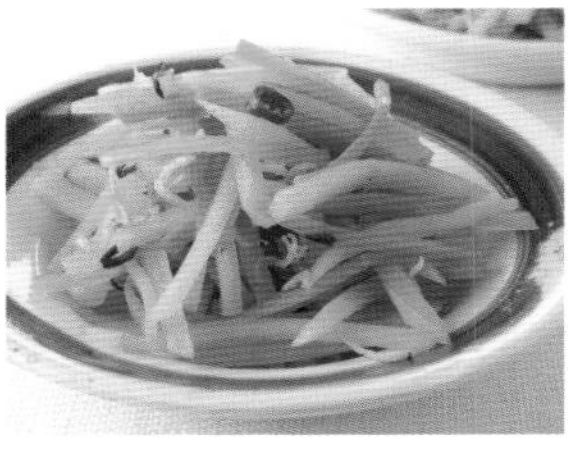

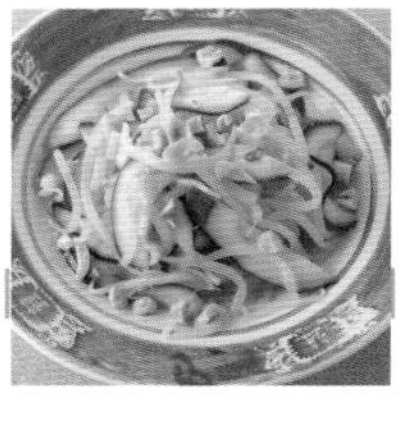

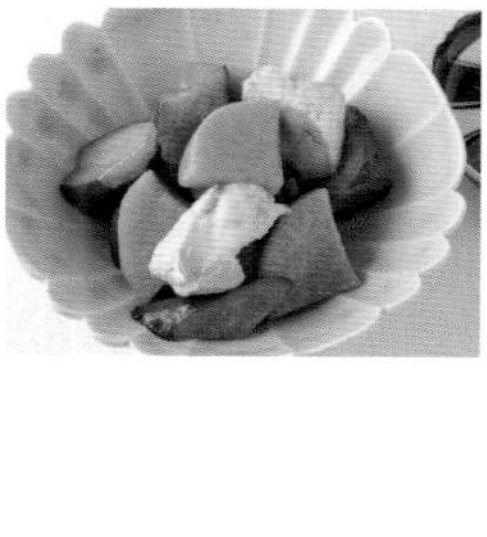

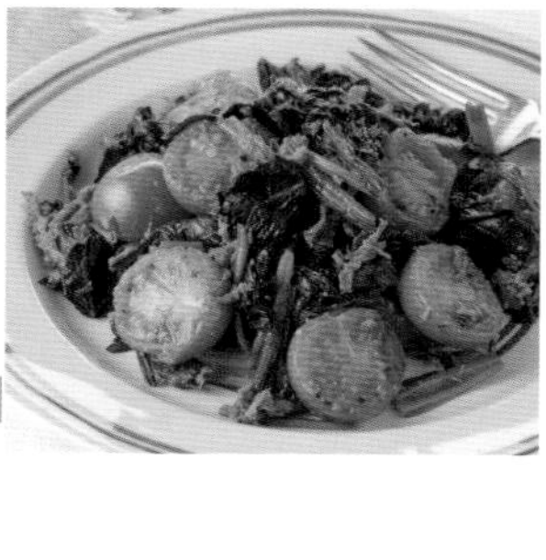

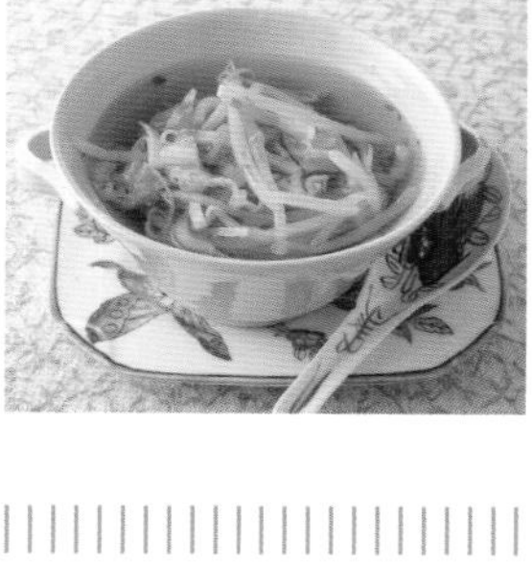

主食レシピ

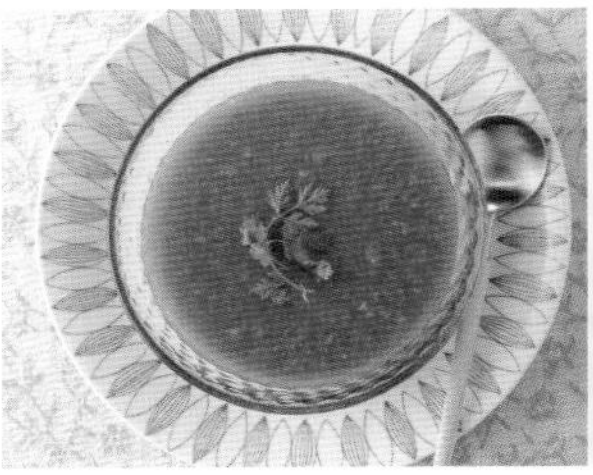

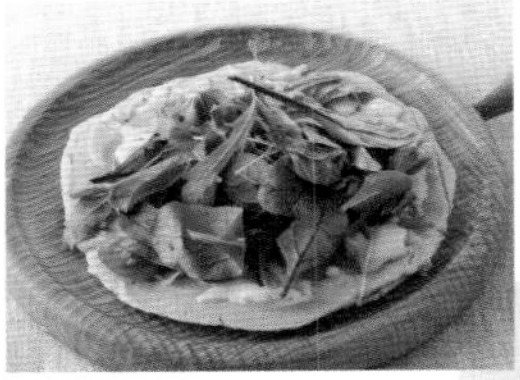

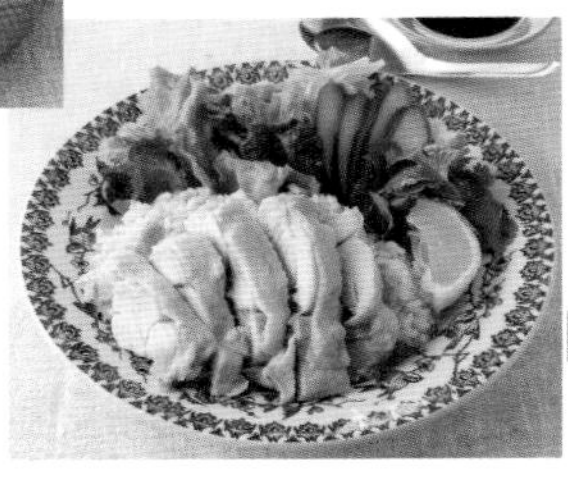

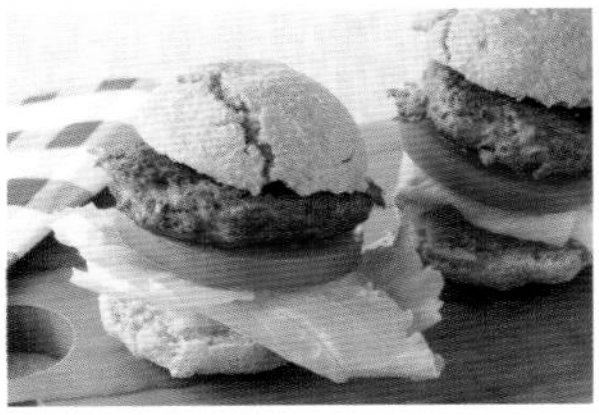

デザート&飲み物レシピ

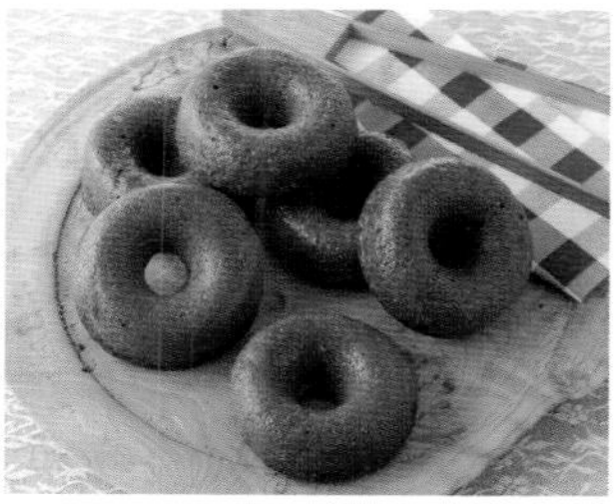

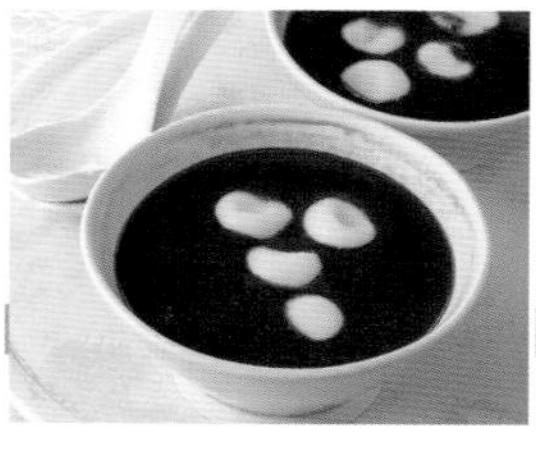

Part 1

健康の秘訣は「腸」にあり！

腸の役割は、食べ物を「消化」して、その栄養を「吸収」することだけではありません。免疫の中枢を担ったり、全身の臓器とつながったりして、私たちの健康を支えています。ここでは、腸の基本的な構造と多彩な働き、そして現代人に蔓延している「SIBO」という腸の病気について解説します。

❶腸の構造と役割

腸の役割は「消化・吸収」だけではない！ウイルスから体を守り、全身の臓器とつながっている

まずは、腸がどんな構造をしていて、人体でどんな役割を果たしているのか、解説しましょう。

腸は、小腸と大腸に大きく分けられます。

小腸は、十二指腸《じゅうにしちょう》・空腸《くうちょう》・回腸《かいちょう》に分けられ、胃で消化された食べ物を分解し、栄養分や水分を消化・吸収する役割があります。空腸と回腸の内側は、輪状のひだで覆われており、ひだの表面には絨毛《じゅうもう》という突起があります。この突起のおかげで表面積がテニスコート1面分にも広がり、栄養素を効率よく吸収することができるのです。

大腸は、盲腸《もうちょう》・結腸《けっちょう》・直腸《ちょくちょう》に分けられ、小腸で消化しきれなかった消化物を処理する役割があります。大腸にすんでいる腸内細菌（22ページ）の助けを借りて、消化物の水分やミネラルを吸収しながら、最終的な残りカス（便）を肛門から排出します。

このように、**腸は、食べ物から栄養を得る（消化・吸収）という、私たちが生命活動を維持するうえで非常に重要な役割を果たしている**のです。

腸の役割は、それだけに留まりません。私たちの体に備わっている「免疫《めんえき》」においても、重要な働きを担っています。免疫とは、ウイルスなどの病原体が体内に侵入したときに、それを異物と認識して攻撃・排除する仕組みのこと。この仕組みを主に担っているのが、白血球などの免疫細胞です。**免疫細胞は全身に分布していますが、なんと全体の70%が腸に集中していて、腸が免疫の中心といっても過言ではありません。**

さらに、近年の研究で、**腸は全身の臓器と連携してい**

(腸の構造と役割)

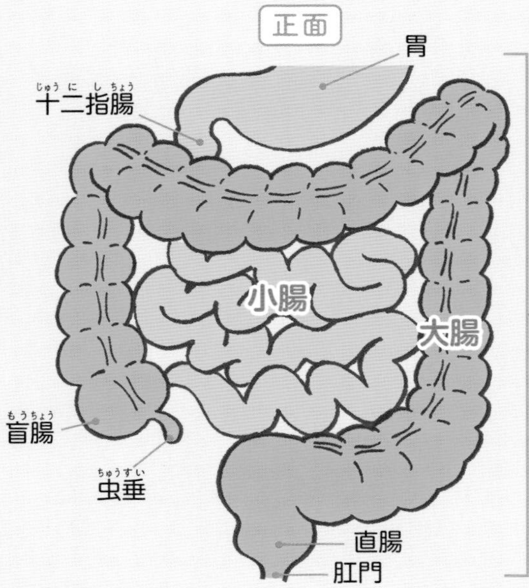

免疫細胞の70%が
腸に集中している(腸管免疫)

脳(脳腸相関のネットワークで情報交換。互いの状態が影響し合っている)
心臓(自律神経の働きによって心拍数や血流をコントロール。腸内の血流も変化する)
肺(呼吸で自律神経を制御し、横隔膜の動きで腸のぜん動運動も助けている)
肝臓(胆汁をつくり、小腸で吸収された栄養素を一時的に貯蔵)
胃(食べ物を胃酸と混ぜ合わせ、粥状にする。小腸内を洗浄する運動も制御)
脾臓(体内の免疫システムを管理)
腎臓(腎臓を保護する腸内細菌も存在する)
副腎(腸内に炎症が起こると、炎症を緩和するコルチゾールを分泌)
胆のう(胃酸を中和して消化をサポートする胆汁を分泌)

たくさんの臓器と連携して
体内機能のバランスを維持!

腸の役割は「消化」と
「吸収」だけじゃない!

ることもわかっています。なんと腸から最も離れた場所にある、脳とも連携しているのです。

腸には1億個以上の神経細胞があり、網目状の構造をした腸管神経《ちょうかんしんけい》が張り巡らされています。腸管神経は、迷《めい》走神経《そうしんけい》(脳から胸腔内、腹腔内に広く分布している神経)を通じて脳とつながっていて、主に腸の動きを活発にする副交感神経系《ふくこうかんしんけいけい》の機能を持っています。

つまり、腸と脳は双方向で情報交換をしており(脳腸《のうちょう》相関《そうかん》)、腸内の状態が、情報として脳へと伝わり、体のあらゆる場所に影響を及ぼすのです。

腸と臓器のつながりは、胃、胆のう、膵臓《すいぞう》、肝臓など、多岐にわたります。心臓も、腸に問題が起これば、その情報が神経から伝わって、心拍数を上下させて血流をコントロールしています。

このように、腸は、食べ物の消化・吸収だけでなく、免疫システムの中枢《ちゅうすう》を担い、各臓器と連携を取りながら体内機能のバランス維持に努めるなど、多彩な役割を持つ重要な臓器なのです。

「善玉菌2：悪玉菌1：日和見菌7」の腸内細菌のバランスを維持することが重要！

前項で説明したように、腸には、重要な役割がさまざまにあり、全身の臓器と密接につながっています。だからこそ、日ごろから気をつけなければならないのが、腸内をよい状態にしておくこと、つまり腸内環境を整えることです。**腸内環境の良し悪しが、私たちの健康に大きな影響を与えます。**

腸内環境を大きく左右するのが、**腸内細菌**です。私たちの腸には、約1000兆個、1000種類を超える腸内細菌がすんでいるといわれます。腸内細菌の総重量は約1・5kgもあり、腸の内壁の粘膜にびっしりと棲息する様子が、まるでお花畑（フローラ）のように見えることから、腸内フローラ（腸内細菌叢《そう》）とも呼ばれます。

腸内細菌は、善玉菌・悪玉菌・日和見《ひよりみ》菌の3つに分けられます。

善玉菌は、文字どおり、体にいい影響をもたらす細菌のことで、酪酸菌《らくさんきん》（30ページ）やビフィズス菌、乳酸菌などが代表例です。腸の消化・吸収、免疫の働きを助け、便秘の改善にも役立ちます。

悪玉菌は、便秘や下痢の原因になったり、有害な毒素を発生させたりするなど、体に悪い影響をもたらす細菌のことです。大腸菌やブドウ球菌《きゅうきん》、ウェルシュ菌などを指します。

日和見菌は、腸内細菌のなかで最も数が多く、善玉菌・悪玉菌のうち、数が多いほうに加勢するという性質を持っています。

つまり、善玉菌が悪玉菌よりも多いうちは問題ありま

（腸内細菌は大きく分けて3種類）

善玉菌

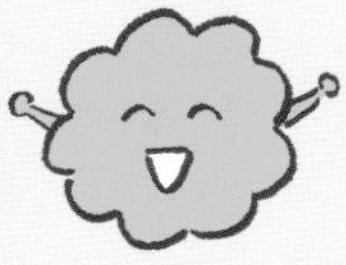

人体にいい影響を与える細菌。消化・吸収を助け、便秘の改善や免疫の働きに役立つ。

日和見菌

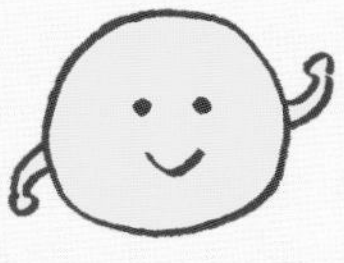

腸内細菌のなかで最も多いグループ。善玉菌・悪玉菌のうち、数が多いほうに加勢する。

悪玉菌

人体に悪影響を及ぼす細菌。便秘や下痢を招いたり、有害な毒素を作り出したりする。

善玉菌	日和見菌	悪玉菌
20%	70%	10%

これが理想的なバランス！

腸内細菌のバランスが崩れて、悪玉菌が増えると、
日和見菌が悪玉菌に加勢して、全身にさまざまな不調をもたらす。

せんが、悪玉菌が善玉菌よりも勢力を強めると、日和見菌が悪玉菌の味方をするのです。これが、いわゆる腸内環境が崩れた状態であり、全身にさまざまな不調をもたらします。

腸内細菌の理想的なバランスは、「善玉菌2：悪玉菌1：日和見菌7」とされています。私たちが健康で長生きするためには、この腸内細菌のバランスを維持することが重要です。

ちなみに、悪玉菌が増える原因には、肉類中心などの偏った食事、過度の飲酒、運動不足、ストレスなどが挙げられます。1つでも思い当たる項目がある人は、すぐに食生活や生活習慣を見直しましょう。

また、近年の研究で、60歳を過ぎたころから善玉菌が少しずつ減ってきて、悪玉菌が増殖することが判明しています。なぜ、こうした変化が起こるのかは、いまだ解明されていませんが、60歳を迎えるかたは、腸内環境が変化しやすくなることを、頭の隅に置いておいてください。

健康で長生きするために「傾腸」の習慣を身につけよう！

日ごろから腸内環境を整える努力をしていれば、健康や長生きにつながります。

しかし、そうした努力を続けていても、実際に自分の腸内環境が整っているのかは、どのようにして確かめればいいのでしょうか。

そこで、ぜひ、皆さんに身につけてほしい習慣があります。**腸から発信される声（不調のサイン）に耳を澄ませる「傾腸《けいちょう》」です。**

腸は、多岐にわたる役割があり、全身の臓器とつながっています。腸から発信される不調のサインを読み取ることで、いつもなら気づかないような体の異常を知ることができるのです。そのうえ、自分なりの対処法も身につくようになります。

腸から発信されるサインとして代表的なのは、下痢と便秘です。腸内細菌のバランスの乱れ（偏った食事や過度の飲酒など）に加え、感染症やアレルギー、ストレスが原因となります。

これを逆説的に考えると、下痢や便秘の症状が現れたら、いくつかある原因のうち、どれか１つ（もしくは複数）が自分に該当していると推測できます。直近で食べたものが自分の体に合わなかったのか、お酒をたくさん飲んだせいなのか——原因を探し出すことで、今後の対応策を講じることができるでしょう。

なお、健康な人でも、一時的に下痢や便秘になることがありますが、１か月以上続くようなら、病院で診察を受けてください。

腸から発信される不調のサイン

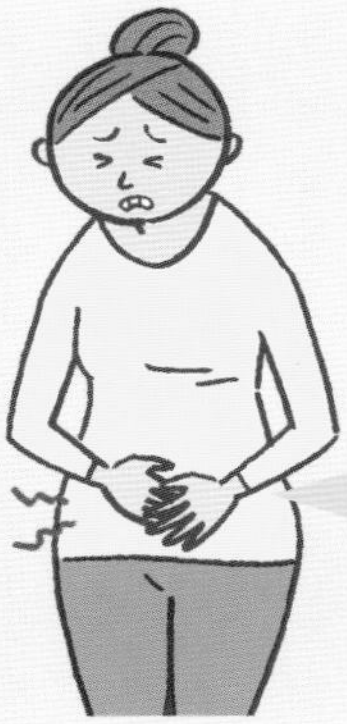

- □ **下痢・便秘**
  食生活の乱れ、ストレス、病気など、心身に不調が生じたときに現れやすい。
- □ **オナラの増加**
  腸内の悪玉菌が活発になると、ガスが増えて、においも臭くなる。
- □ **おなかの張り（膨満感）**
  悪玉菌の増加による、ガスの大量発生が原因となる。
- □ **腹痛**
  下痢や便秘と併発することが多い。痛みの感じ方や場所によって原因が変わる。
- □ **おなかがゴロゴロ鳴る**
  腸の動きが激しいときに鳴る音。食事の直後に音が激しいなら注意。
- □ **体重の急な増減**
  腸内環境の乱れによって、消化・吸収がうまく機能していない状態。
- □ **ゲップ・胸焼け**
  ガスの過剰発生によって、胃腸に圧がかかり、胃液などが食道へ逆流する。
- □ **肌つやの低下**
  悪玉菌がつくり出す有害物質が肌に悪影響を与える。

☑ 便の状態も要チェック！

便の色や形が、腸内環境の状態を推し量るバロメーターになる。

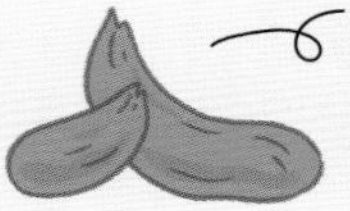

理想的な便
やや黄色がかった茶色で、表面が滑らかなバナナ便。

下痢や便秘のほかにも、「オナラが増えて、においがきつくなる」「ゲップや胸焼けが頻繁に起こる」「おなかに張りや痛みがある」「肌つやが悪くなる」など、腸はさまざまなサインを発します。そして、その裏には、なにかしらの原因が潜んでいるのです。

さらに、**傾腸の一環として、便を観察することも重要です。**

定期的な排便があるかどうかだけでなく、便の色や形を観察することで、普通なら見ることができない腸内の状態をチェックすることができます。

理想的なのは、表面が滑らかでバナナのような形をした、やや黄色っぽい茶色の便です。この便が定期的に出ていれば、腸内細菌のバランスがよく、腸内での消化・吸収の働きも正常といえるでしょう。

気をつけてほしいのが、灰白色の便、赤色のマーブル模様の便、黒色のタールのような便が出る場合です。このような便が出るときは、思わぬ大病が隠れている可能性があるので、すぐに医師に相談してください。

④なかなか治らない下痢、便秘はＳＩＢＯが原因かも

原因不明の下痢、便秘は小腸で細菌が大増殖する「ＳＩＢＯ」が原因かも

下痢や便秘、おなかの痛みや張り、腹部の不快感などが数か月以上続き、病院で検査を受けても「異常なし」といわれる原因不明の病気が増えています。

それが**「過敏性腸症候群」**です。特に中高生の若い世代に増えていて、日本人の患者数は１７００万人を超えているといわれています。

過敏性腸症候群の原因には、複数の要素が絡んでいます。そのため、治療法は、食事療法や運動療法、症状を抑える薬物療法が中心ですが、改善が難しいケースも多々見られます。何をしても症状が治まらないため、やがて医師からは、「精神的な問題では?」「心療内科に行ってください」といわれ、さらに不安やストレスに苦しんでいる人も少なくないのです。

しかし、最近になって、**過敏性腸症候群の諸症状と、「※ＳＩＢＯ《シーボ》（小腸内細菌増殖症）」という病気が関係していることがわかってきました。**

ＳＩＢＯとは、小腸内で腸内細菌が異常に増殖し、暴走している病態のことです。腸内細菌は、そのほとんどが大腸に棲息しています。小腸にもすんでいるものの、大腸の腸内細菌が約１００兆個に対し、小腸には約1万個程度です。これが正常な比率ですが、ＳＩＢＯの場合、小腸内の腸内細菌が10万個以上と爆発的に増えてしまうのです。

ＳＩＢＯは、小腸のぜん動運動（消化物を肛門に送り出す動き）の低下や、小腸の出口である「バウヒン弁」が緩むことで起こります。**本来なら大腸にいるべき細菌**

SIBO〈小腸内細菌増殖症〉とは？

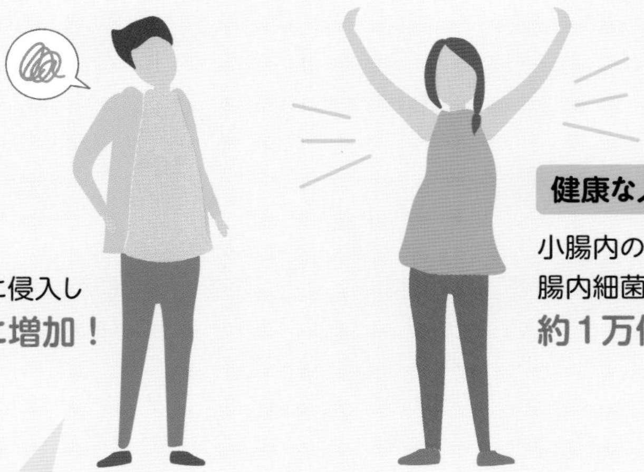

SIBOの人

大腸にいた
腸内細菌が小腸に侵入し
10万個以上に増加！

健康な人

小腸内の
腸内細菌は
約1万個

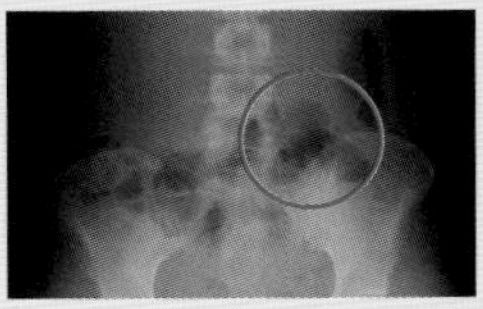

（写真提供：江田証）

大量のガスが発生！

小腸はもともとガスに耐えられる構造をしていないため、腸の粘膜が傷ついたり、炎症を起こしたりして、さまざまな不調を引き起こす。

が小腸に入り込み、吸収しきれなかった糖をエサに増殖し、ガスを大量発生させるのです。

もともと小腸は、ガスに耐えられる構造をしていないため、小腸の粘膜に負担をかけたり、炎症を起こしたりして、下痢や便秘をはじめ、さまざまな健康トラブルを引き起こします。

過敏性腸症候群とSIBOの症状はかなり似ていて、「これまで過敏性腸症候群と考えられてきた患者を調べると、その84％はSIBOだった」という論文もあります。さらに、SIBOを適切に治療することで、過敏性腸症候群が完治するケースもあるのです。

過敏性腸症候群と診断された人はもちろん、下痢や便秘、おなかの張りや不快感などが長引きやすい人は、SIBOを疑ってもいいでしょう。

そして、SIBOの改善に役立つのが、食生活の見直しであり、本書のテーマである「低FODMAP食事法」です。低FODMAP食事法については、Part2で詳しく説明します。

※SIBO＝「Small Intestinal Bacterial Overgrowth」の頭文字を組み合わせた略語

⑤さまざまな健康被害を引き起こすSIBO

SIBOはおなかの不調だけでなくさまざまな体調不良の引き金になる

SIBOの代表的な症状は、下痢や便秘、腹痛、おなかがゴロゴロ鳴る、食後におなかが張る（ガス腹）、ゲップ、胸焼け、胃酸の逆流（逆流性食道炎）です。過敏性腸症候群と同様に、内視鏡やCT検査を受けても異常は見つかりません。

さらに、小腸の機能が阻害《そがい》されるため、消化・吸収がうまくできなくなります。また、腸内細菌が発生させるガスや有害物質などによって、次のような、思いがけない健康被害に見舞われることもあります。

①ビタミン欠乏による諸症状
②リーキーガット症候群
③うつ症状
④アレルギー症状
⑤肌トラブル
⑥むずむず脚症候群
⑦月経痛・PMS
⑧記憶力の低下

原因不明で、長期間続く下痢や便秘などとともに、これらの症状が現れている場合は、SIBOが引き金になっている可能性があります。反対に、**SIBOを適切に治療すれば、症状の改善につながることもあるのです。**

なお、SIBOの原因は、加齢による腸の機能の低下や、バウヒン弁の緩みだけではありません。ストレス、炭水化物のとりすぎ、抗生物質の飲みすぎ、免疫力の低下、感染症の影響など、さまざまな要因が複雑に絡み合ってSIBOを発症すると考えられています。

（SIBOの症状と、SIBOが引き金になる健康トラブル）

SIBOの代表的な症状

- 下痢
- 便秘
- 腹痛
- ゲップ
- 胸焼け
- 胃酸の逆流
- おなかがゴロゴロ鳴る
- 食後におなかが張る

SIBOが引き起こす不調の数々

①ビタミン欠乏による諸症状

腸内細菌が胆汁の働きを妨げ、脂質が吸収されにくくなるため、脂溶性（水に溶けにくく、油に溶けやすい性質）のビタミンA、D、Eの吸収を阻害。視力の低下、免疫力の低下、骨がもろくなる病気やがんのリスク上昇、ホルモンのトラブルなどを引き起こす。

②リーキーガット症候群

腸粘膜の細胞にすき間ができる、いわゆる「腸もれ」を起こす病気。腸粘膜のすき間から、腸内細菌がつくり出した毒素などが血管内に漏出する。大量の異物が侵入することで、体の免疫システムが正常な組織や細胞まで攻撃するため、膠原病や慢性関節リウマチなどの自己免疫疾患や、感染症を引き起こすこともある。

③うつ症状

うつは、神経伝達物質であるセロトニンが不足することで起こるが、セロトニンの大半は小腸でつくられる。SIBOのように小腸に問題があると、セロトニンの合成にも支障が生じ、うつ症状を引き起こす。

④アレルギー症状

リーキーガット症候群によって血液中に侵入した有害物質は、血流に乗って全身を巡る。免疫システムは、それらを異物と判断し、抗体（免疫グロブリン）をつくって攻撃。この攻撃によって、全身のアレルギー症状が引き起こされることもある。

⑤肌トラブル

増殖した腸内細菌に、体に必要な栄養素（亜鉛やマグネシウムなど）を奪われるようになるため、肌の乾燥、にきび、湿疹などの肌トラブルを引き起こす。食事やサプリメントで不足分を補っても、根本原因であるSIBOを改善しないと肌の状態は好転しない。

⑥むずむず脚症候群

横になっていると脚の不快感や痛み、かゆみなどに襲われる病気で、マグネシウム不足が一因といわれている。増殖した腸内細菌にマグネシウムを奪われるため、慢性的なマグネシウム不足に陥ることもある。

⑦月経痛・PMS

マグネシウムが不足すると、女性の場合、月経痛が悪化することもある。さらに、月経前症候群（PMS:月経が始まる3～10日前から起こる、イライラや情緒不安定、胸の張り、むくみ、体重増加などの症状）が重くなることもある。

⑧記憶力の低下

腸内細菌が増えすぎると、「ブレインフォグ」と呼ばれる、特に午後からボンヤリとしたり、頭にモヤがかかったような感じになったりするなど、記憶力や認知機能が低下した状態に陥りやすくなる。

⑥注目の腸内細菌「酪酸菌」を増やそう!

大注目の善玉菌「酪酸菌」を増やせば腸内環境が整って健康になれる!

さて、SIBOの改善に役立つ食事法（低FODMAP食事法）について解説する前に、ぜひ、皆さんにご紹介したい善玉菌があります。

腸にすむ腸内細菌の善玉菌といえば、ビフィズス菌や乳酸菌が代表的ですが、**近年、最も注目されているのが「酪酸菌」です。**口にした水溶性食物繊維を発酵・分解して、「酪酸」を産生する働きがあります。酪酸とは、代謝や免疫、メンタルなどの働きをサポートする短鎖脂《たんさし》肪酸《ぼうさん》の一種です。

酪酸菌がつくり出した酪酸は、そのほとんどが、直接、大腸の粘膜《ねんまく》上皮《じょうひ》細胞《さいぼう》のエネルギー源になることがわかっています。つまり、**大腸を正常に機能させるために、酪酸は重要な役割を担っているのです。**

さらに、酪酸は腸内フローラ（22ページ）を健康な状態にするためにも役立っていることがわかってきました。

腸内細菌には、酸素を必要とするタイプと、必要としないタイプがあります。たとえば、悪玉菌の大腸菌やブドウ球菌は酸素を必要とするタイプであり、善玉菌のビフィズス菌は必要としないタイプです。つまり、大腸に酸素があると、それを利用して悪玉菌が活発になるというわけです。

その点、酪酸は、大腸の粘膜上皮細胞の代謝を促して酸素を消費させるため、善玉菌が活動しやすい環境をつくってくれるのです。これにより、**健康な腸内フローラ**

（スーパー善玉菌！「酪酸菌」を増やす食べ物）

●野菜類

ほうれん草、**ブロッコリー**、**オクラ**、**ピーマン**、**かぼちゃ**、**トマト**、**大根**、**にんじん**、**れんこん**、長いも、ごぼう、きのこ類　など

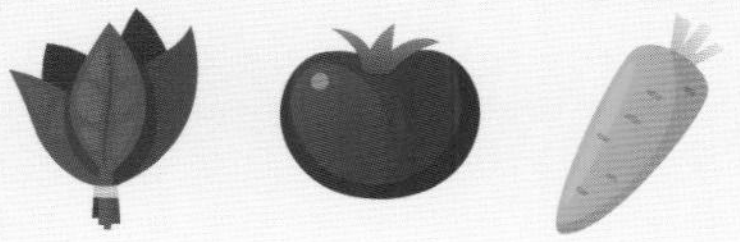

●海藻類

わかめ、**ひじき**、**海苔**、昆布　など

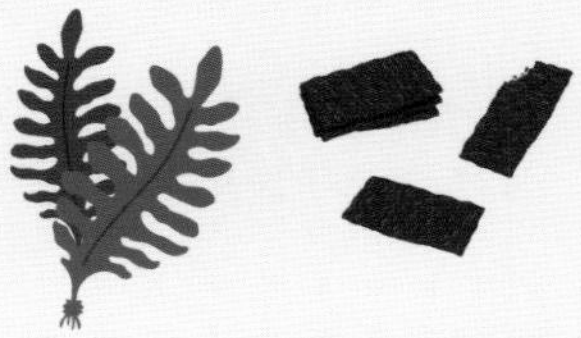

●果物

バナナ、リンゴ、アボカド、プルーン　など

●穀類

玄米、**白米**、もち麦、ライ麦　など

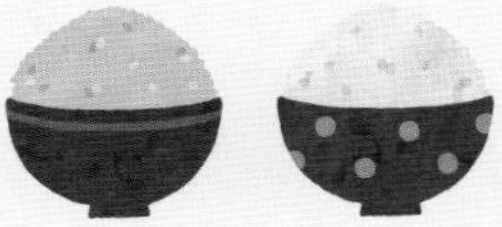

※赤い下線のある食べ物は、低FODMAP食品（124～127ページ）。
許容量が定められている場合もあるので注意。

が保たれ、腸内環境を整えることに役立ちます。

さらに、酪酸に期待できる健康効果として、**「免疫力のアップ」「糖尿病発症の抑制」「自己免疫疾患《しっかん》やアレルギー疾患の抑制」「がんの抑制」「筋力アップ」「うつ症状の改善」**などがあります。

また、新型コロナウイルスの感染者で、重症化した人、後遺症に悩まされている人の腸内を調べたところ、健康な人よりも、酪酸が不足していることもわかっているのです。

健康長寿を目指すためにも、酪酸菌を増やすことが重要です。ただ、酪酸菌が含まれる食品は少ないので、酪酸菌のエサとなる食べ物（水溶性の食物繊維を含む食品）を積極的にとって、酪酸菌を増やしましょう。なかでも、おすすめなのは玄米です。

本書のテーマである低FODMAP食事法で口にしてもいい食品で、かつ酪酸菌のエサとなる食品を上図でご紹介します。また、それらの食品が使われているレシピを次ページでご紹介するので、そちらも参考にしてください。

＼ 腸が元気になる！ 免疫力もアップ！ ／

「酪酸菌」が増えるレシピ

酪酸菌は、現在、大注目されている善玉菌です。腸内環境が整うだけでなく、免疫力や筋力のアップなど、さまざまな健康効果が期待できます。本書の低FODMAP食事法のレシピのなかで、酪酸菌のエサとなり、その増加が期待できるレシピをご紹介します。

玄米

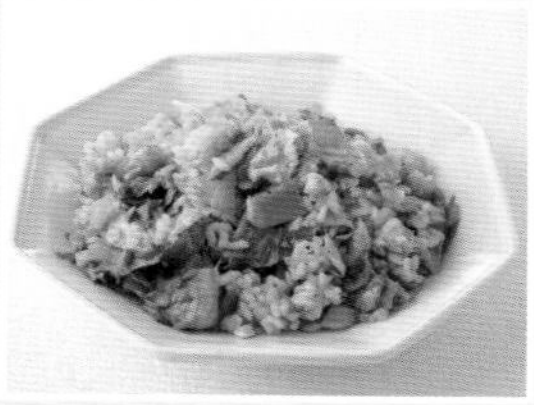

レタスの鮭チャーハン
（94ページ）

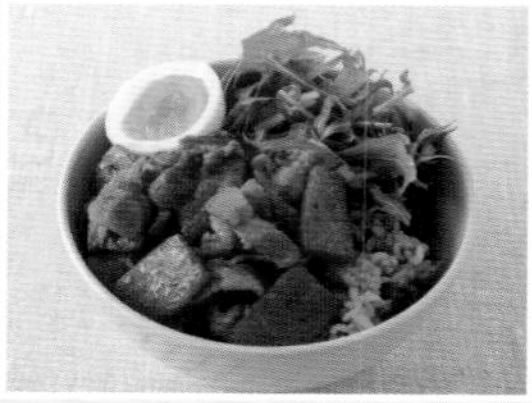

簡単ルーロー飯
（104ページ）

わかめ

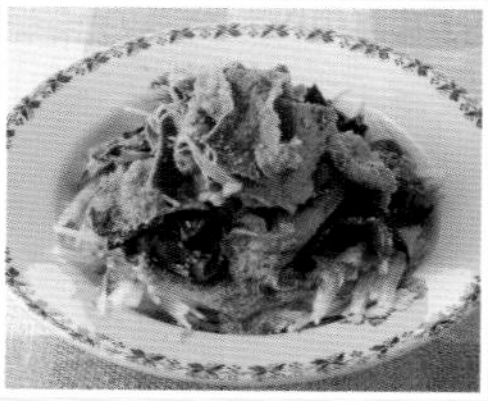

牛しゃぶとレタスのみそだれ和え
（54ページ）

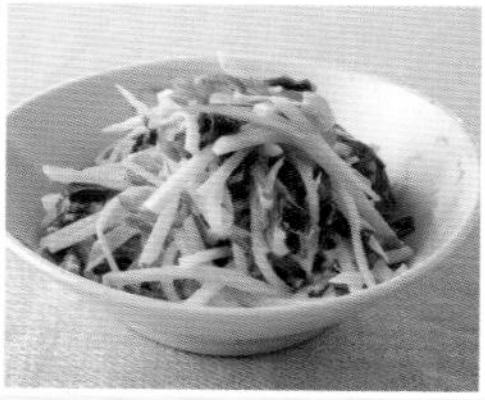

じゃがいもとピーマンのごま酢和え
（75ページ）

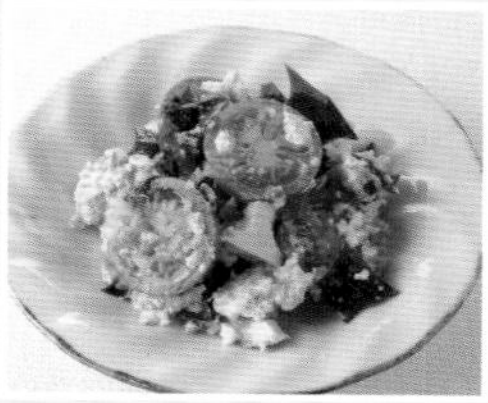

トマトとわかめ、崩し豆腐のおかか和え
（80ページ）

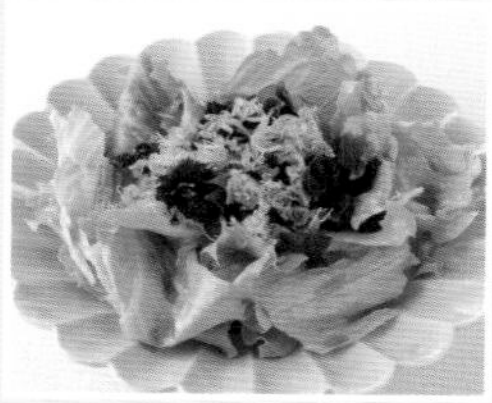

レタスのカリカリジャコサラダ（83ページ）

海苔

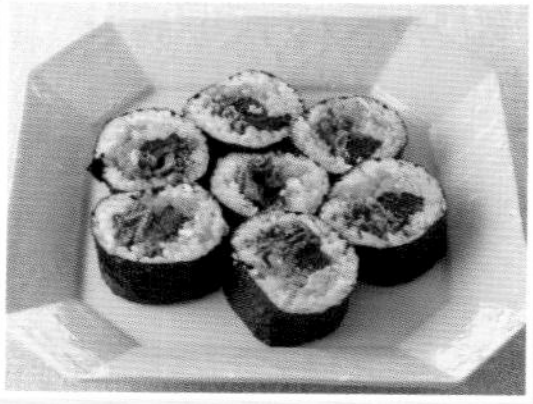

ほうれん草と牛肉の太巻き
（98ページ）

おかず＋「玄米ご飯」もおすすめ

特に酪酸菌の増加が期待できる食品は、玄米です。本書のおかずレシピを作るときは、玄米ご飯を組み合わせましょう。

例

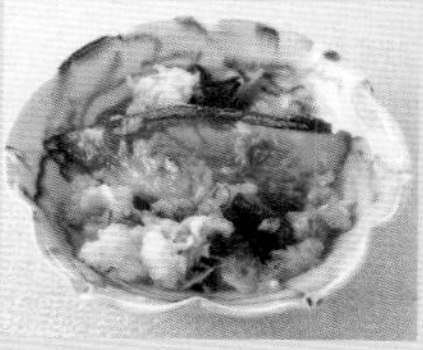

ブリのみぞれ煮
（63ページ）

＋

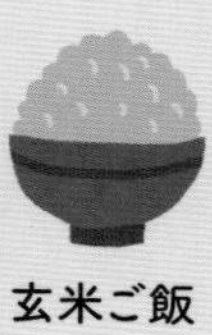

玄米ご飯

Part
2

腸を根本から改善する「低FODMAP食事法」

私たちが健康でいるためには、日ごろから食事に気をつけて、腸内環境を整えておくことが重要です。しかし、一方でヨーグルトや納豆などの整腸食を食べると、おなかのトラブルに見舞われる人がいます。それがSIBOや過敏性腸症候群の人たちであり、ぜひ試してもらいたいのが「低FODMAP食事法」です。

❶SIBOの人は発酵食品を食べてはいけない！

新事実！ SIBOや過敏性腸症候群の人は整腸食でおなかの調子が悪くなる

Part1で「健康で長生きするためには、腸内環境を整えることが重要。そして、腸内環境を整えるために、日ごろから食生活に気をつけてほしい」と説明しました。では、具体的に、どんな食生活を心がければいいのでしょうか。

通常、腸によいとされるのは、

- ●発酵食品（ヨーグルトや納豆など）
- ●水溶性食物繊維（ごぼう、海藻類など）
- ●オリゴ糖（タマネギ、ニンニクなど）
- ●EPA・DHA（サバやイワシなどの青魚）

の4つです。これらは「整腸食」とも呼ばれ、腸内で善玉菌が育ちやすく、悪玉菌の繁殖を抑えてくれます。

これらの整腸食を、バランスよく食べましょう。健康な腸を維持するには、善玉菌が活発なことだけでなく、腸内細菌の種類が豊富であることも重要です。腸内細菌の種類が多いほど、腸の粘膜が強くなり、免疫力も高まります。

しかし、その一方で、**整腸食をとると、かえって「おなかが張ったり、痛くなったりする」「便秘や下痢になる」「オナラがたくさん出る」などの不調に苦しむ人がいます。**

それこそが、「SIBO」や「過敏性腸症候群」の患者さんです。

26ページで説明したように、SIBOは、小腸内で腸内細菌が爆発的に増殖してしまう病気のこと。この状態のまま、整腸食などの腸内細菌のエサとなる食べ物をと

整腸食で不調になる人もいる！

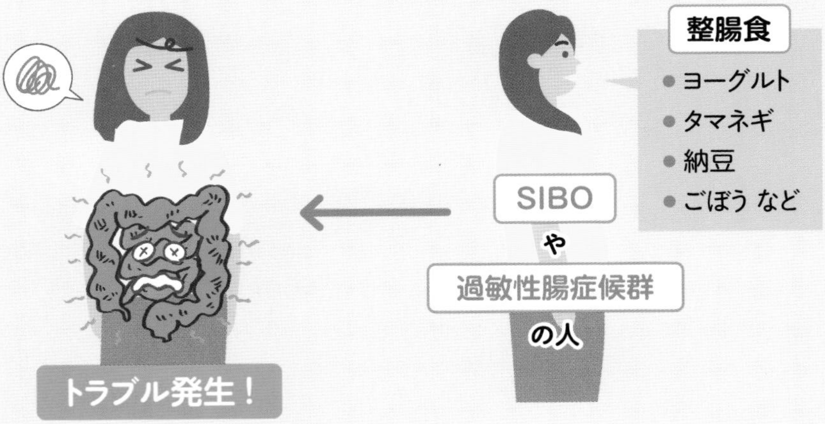

発酵食品や食物繊維などが、腸でガスを発生させる。腸にガスがたまることで、おなかの張りや痛み、オナラがたくさん出る、便秘、下痢などの不調が現れる。

「FODMAP」という糖質が原因になっている可能性大！

ると、小腸内の腸内細菌がますます増殖。増えすぎた腸内細菌は大量のガスを発生させ、さらなる不調につながるのです。

つまり、腸に不調がない人は、整腸食を積極的にとり入れる食生活を心がけましょう。しかし、SIBOや過敏性腸症候群の人は、整腸食を避けたほうが腸の健康につながるのです。

また、医師から「大腸がんなどの異常はない」と診断され、ヨーグルトや納豆、リンゴなどを食べても整腸効果を感じない人は、SIBOや過敏性腸症候群の疑いがあるので、整腸食を避けたほうがいいでしょう。

ただし、SIBOや過敏性腸症候群の人、その疑いがある人が、整腸食だけを避けていれば万事解決というわけではありません。

実は、整腸食そのものが問題なのではなく、整腸食に多く含まれる**「FODMAP」**という糖質が腸の不調をもたらすことが、最近の研究でわかってきたのです。次ページで詳しく説明します。

❷腸を害する4つの糖質「FODMAP」とは

「FODMAP」と呼ばれる4つの発酵性の糖質に注意！

FODMAPとは、**発酵性のある4つの糖質のことで、「オリゴ糖」「二糖類」「単糖類」「ポリオール」を指します。**これらの糖質は、**小腸で吸収されにくい性質を持っています。**そのため、摂取しすぎると、小腸内での糖質の濃度がぐんぐん上昇。すると、私たちの体は「濃いものを薄めよう」という作用が働いて、大量の水分を血管から小腸内に引き込みます。その結果、腸のぜん動運動が過剰になり、下痢や腹痛などを引き起こすのです。

さらに、大腸まで達したFODMAPは、悪玉菌のエサとなります。エサを食べて元気になった悪玉菌は、大量のガスを発生させるため、おなかの張りや痛み、便秘、オナラなどの原因になったり、腸そのものの働きが悪くなったりするのです。

つまり、SIBOや過敏性腸症候群の人、その疑いがある人は、FODMAPがたくさん含まれる食品（高FODMAP食品）を避ける食生活を続けると、下痢や便秘といったおなかの症状はもちろん、さまざまな不調の改善につながります。

とはいえ、高FODMAP食品は、私たちの身近にあふれています（124～127ページ）。通常の料理によく使われる、ニンニクやタマネギ、小麦が基本的にNGなので、コツをつかむまで、毎日の献立を考えるのに苦労することでしょう。そこで、**非常に役立つのが、Part3（43ページ～）でご紹介する低FODMAP食品で作られたレシピの数々です。**そのとおりに作るだけでいいので、ぜひご活用ください。

「FODMAP」とは？

F 発酵性の（以下4つの糖質）
Fermentable

		食品例
O オリゴ糖 Oligosaccharides	● フルクタン	小麦（パン、うどん、パスタなど）・タマネギ・ニンニク・柿・桃　など
	● ガラクトオリゴ糖	豆類（大豆、ひよこ豆など）・納豆・豆乳・カシューナッツ　など
D 二糖類 Disaccharides	● 乳糖（ラクトース）	牛乳・ヨーグルト・クリームチーズ・ブルーチーズ・アイスクリーム　など
M 単糖類 Monosaccharides	● 果糖（フルクトース）	はちみつ・リンゴ・すいか・なし・マンゴー・アスパラガス　など
A And		
P ポリオール（糖アルコール） Polyols	● ソルビトール	とうもろこし・リンゴ・なし・桃・さくらんぼ・プラム　など
	● マンニトール	しいたけ・さつまいも・カリフラワー・さやえんどう・すいか　など
	● キシリトールなど	

FODMAPの2つの特徴

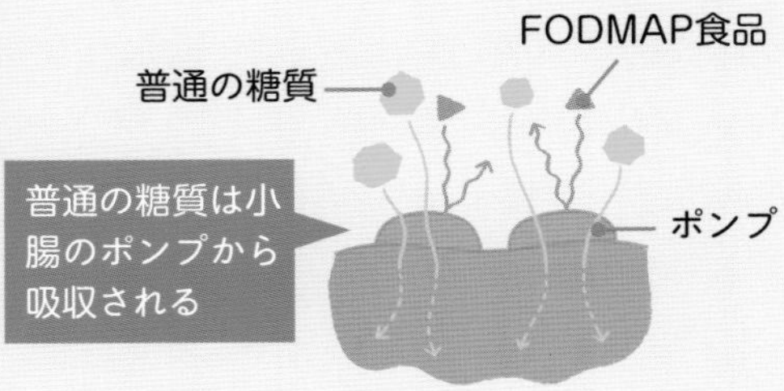

小腸で吸収されにくい

FODMAPは小腸で吸収されにくい性質を持つため、摂取しすぎると、小腸内の糖質の濃度が上昇。その濃度を下げるために、大量の水が血管から小腸に引き込まれ、腸のぜん動運動が過敏になり、下痢や腹痛を引き起こす。

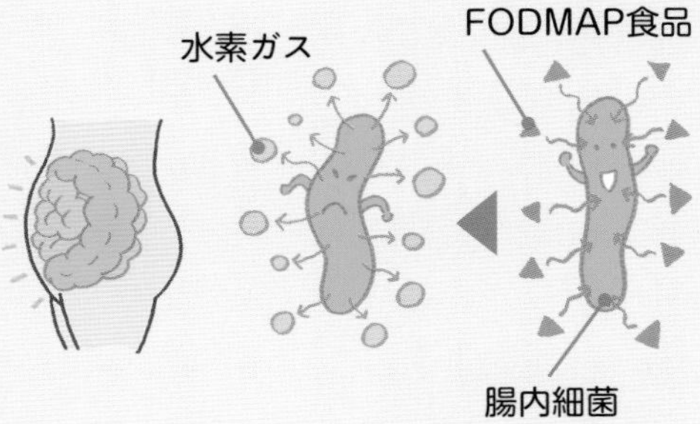

腸内で発酵してガスを発生

FODMAPは、大腸や小腸にいる腸内細菌のエサになって発酵し、ガスを発生させる。腸内にガスがたまり、おなかの張り、痛み、便秘や下痢などを引き起こす。

③SIBOを改善できる「低FODMAP食事法」

SIBOや過敏性腸症候群に効果大の「低FODMAP食事法」とは？

高FODMAP食品を避けるといっても、すべてのFODMAPを摂取してはいけないわけではありません。**FODMAPの4つの糖質のうち、どれが自分の腸に合わないのかは、人によって異なります。**たとえば、フルクタン（小麦）はNGだが、ガラクトオリゴ糖（豆類）はOKなど、さまざまなケースがあるのです。

どの糖質を食べたらダメで、どの糖質なら平気なのか、それを自分自身で確かめるのが「低FODMAP食事法」です。

最初の3週間は**「除去期」**です（44～46ページ）。この期間は、すべての高FODMAP食品を制限して、極力、低FODMAP食品だけを摂取します。除去期は、腸をリセットするのが目的です。すべての高FODMAP食品を制限するため、これだけで、おなかの不調がよくなる人も少なくありません。ただし、いくら低FODMAP食品だからといっても食べすぎは厳禁です。

その次は**「チャレンジ期」**です（40～42ページ）。5週間にわたって、FODMAPを1種類ずつ摂取していきます。このとき、何をどれくらい食べたら、どんな症状が出るのか（もしくは症状が出ないのか）を観察する**「傾腸」**（24ページ）を行います。

最後は、**「チェック期」**です。自分の体質に合う高FODMAP食品を特定し、食べても問題ない糖質の種類や量を見極めます。

こうして、自分の体質に合わない糖質がわかったら、その後は、その糖質が含まれる食品を避けた食生活を続

（低FODMAP食事法の3つのステップ）

ステップ 1　除去期

3週間、高FODMAP食品を制限し、低FODMAP食品だけを食べる。

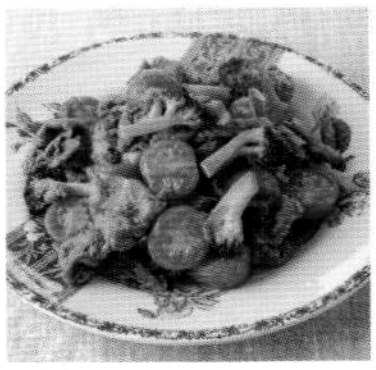
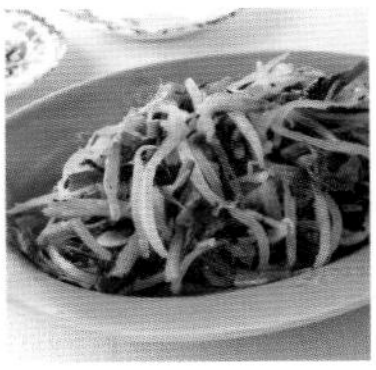
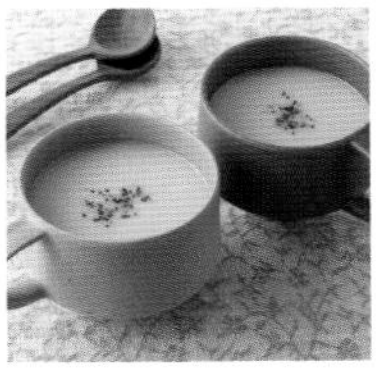

この本のレシピ（48〜118ページ）をそのまま作ればOK！ 除去期だけで、おなかの不調が改善する人も！

ステップ 2　チャレンジ期

5週間、高FODMAP食品を1グループずつ食べて「傾腸」を行う（40〜42ページ）。

ステップ 3　チェック期

自分の体質に合う食品を特定。自分の体質に合わないFODMAPを避けた食生活を続ける。

けましょう。

低FODMAP食事法は、SIBOや過敏性腸症候群と診断された人（その疑いがある人）はもちろん、潰瘍《かいよう》性《せい》大腸炎（大腸の粘膜にびらんや潰瘍ができる炎症性の病気）、クローン病（小腸や大腸などの粘膜に、慢性的な炎症を引き起こす病気）、運動誘発性胃腸症候群（運動すると腹痛や下痢が起こる病気）に大きな効果を発揮します。

実際、私のクリニックの患者さんの多くが低FODMAP食事法を実践していますが、**下痢や便秘、おなかの張りや痛みなどの症状をはじめ、「血圧、血糖値が下がった」「低体温が改善した」「肌の調子がよくなった」「ゲップが出なくなった」など、さまざまな不調の改善につながっているのです**（4〜5ページ）。

また、おなかの不調がない人も、2〜3ページのチェックリストで1つでも当てはまる項目があれば、低FODMAP食事法を試す価値があります。もしかしたら、思わぬ健康効果が現れるかもしれません。

④「チャレンジ期」のやり方

チャレンジ期のやり方を解説！自分の体に合わないNG糖質を見つけよう

チャレンジ期では、次のルールを守ってください。

①夕食時に高FODMAP食品を摂取する

朝食と昼食は、除去期と同じように、低FODMAP食品だけをとりましょう。

②摂取する量は普通の食事の1回分

少なすぎても多すぎても判別が難しくなります。高FODMAP食品を試すときは通常の食事量を目安にしてください。

③ほかの種類の高FODMAP食品を摂取しない

原因となる糖質を特定するため、必ず1種類ずつ試しましょう。

④できるだけ同じ食品で試す

同種類の糖質だからといって、あれこれ変えずに、できるだけ同じ食品を食べてください。

⑤飲み物は普通の水にする

この期間中の飲み物は、ほぼ成分が含まれていない水にしましょう。

⑥メモを取る

何を食べたら、どんな症状が現れて、どんな便が出たのか、毎日の変化を記録しましょう。

この6つのルールを厳守して、FODMAPの糖質を1つずつ試していきます（摂取する順番や高FODMAP食品の種類は42ページ）。では、1週めを例に挙げて、具体的なやり方を説明しましょう。

1週めは、「フルクタン」を試します。フルクタンは、小麦粉やタマネギに含まれるオリゴ糖の1つです。

（「チャレンジ期」の基本的な流れ）

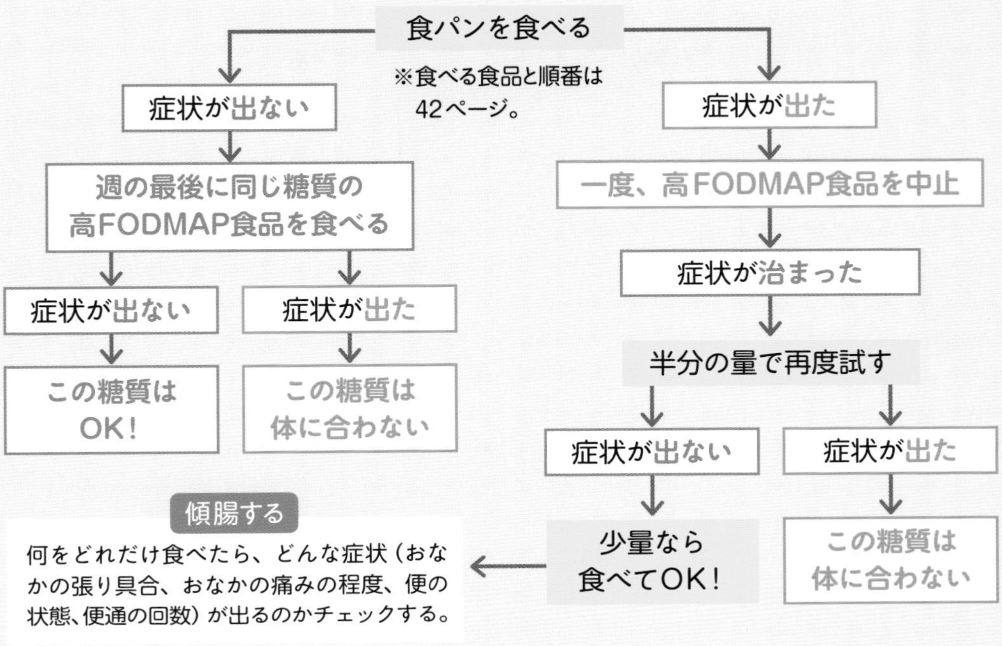
食パンを食べる
※食べる食品と順番は42ページ。
症状が出ない
週の最後に同じ糖質の高FODMAP食品を食べる
症状が出ない
この糖質はOK！
症状が出た
この糖質は体に合わない
症状が出た
一度、高FODMAP食品を中止
症状が治まった
半分の量で再度試す
症状が出ない
少量なら食べてOK！
症状が出た
この糖質は体に合わない
傾腸する
何をどれだけ食べたら、どんな症状（おなかの張り具合、おなかの痛みの程度、便の状態、便通の回数）が出るのかチェックする。

口にする食品は、「食パン」もしくは「ニンニク」です。ここでは食パンを選んだことにします。

最初の6日間は、夕食のときに、食パン（8枚切り1枚）を食べ続けます。**食べたあとは慎重に傾腸して、おなかの張り具合、腹痛の程度、排便回数や便の状態を記録しておきましょう。**

途中でおなかの調子が悪くなった場合は、すぐに中止してください。当分の間、夕食時も低FODMAP食品を食べるようにします。そして症状が治まったら、食パンを半分の量にして試します。それでも症状が現れたら、フルクタンは食べてはいけない糖質ということです。

6日間、食パンを食べ続けても症状が出ないときは、最終日（7日め）の夕食時に「タマネギ」を食べます。それでも症状が出なければ、あなたにとって「フルクタン」は食べてもいい糖質ということになります。

なお、**このときに特定したNG糖質は、一生食べられないというわけではありません。**加齢とともに、いつか食べられるようになることもあります。

1週め

「フルクタン」の摂取

口にする頻度の高い小麦粉、タマネギなどに含まれるオリゴ糖「フルクタン」を試します。

6日間食べ続ける食品

食パン(8枚切り1枚)or ニンニク(1片)

7日めに食べる食品

タマネギ

2週め

「ガラクトオリゴ糖」の摂取

豆類、ごぼう、里いもなどに多く含まれる「ガラクトオリゴ糖」を試します。

6日間食べ続ける食品

レンズ豆 or ひよこ豆 or さやえんどう(いずれも1/2カップ)

7日めに食べる食品

絹ごし豆腐

3週め

「ラクトース」の摂取

乳製品に含まれる乳糖「ラクトース」を試します。

6日間食べ続ける食品

牛乳(1/2～1カップ)or ヨーグルト(170g)

7日めに食べる食品

プロセスチーズ

4週め

「フルクトース」の摂取

果物などに多く含まれる果糖「フルクトース」を試します。

6日間食べ続ける食品

はちみつ(小さじ1)or マンゴー(1/2個)

7日めに食べる食品

アスパラガス

5週め

「ソルビトール」「マンニトール」の摂取

最後にポリオールの「ソルビトール」と「マンニトール」を試します。

6日間食べ続ける食品

桃(1/4個)or 干しあんず(2個)or きのこ類(1/2カップ)

7日めに食べる食品

リンゴ

原因の糖質がわかったら

自分の体質に合わないFODMAPを特定できたら、そのFODMAPが含まれている食品(124～127ページ)を避けた食生活を続ける。なお、体に合わなかったFODMAPは、加齢とともに、食べられるようになることもある。

Part
3

簡単でおいしい！「実践レシピ」

いざ、低FODMAP食事法を実践しようと思っても、タマネギやニンニク、小麦などの高FODMAP食品を避けた献立を毎日考えるのは、楽なことではありません。そこで役立つのが、ここでご紹介している低FODMAP食品だけで作るレシピ集です。お好きなレシピを組み合わせて、楽しみながら実践してください。

FODMAPやSIBOに関する解説：江田証
レシピ監修・解説、栄養計算：金丸絵里加（管理栄養士）

お好みのレシピを組み合わせて楽しく続けよう！

低FODMAP食事法「除去期」のやり方

低FODMAP食事法を実践する際に、多くの人が苦労するのが、3週間の除去期（38ページ）で「毎日の献立を考えること」です。タマネギやニンニク、小麦粉など、口にしてはいけない高FODMAP食品を避けなければならないので、どうしても似たような献立になりがちです。そこで本書では、「おかず」「副菜&汁物」「主食」「デザート&飲み物」ごとに、低FODMAP食品だけを使ったレシピをご紹介します。上手に組み合わせて、除去期の達成にお役立てください。

「除去期」の基本ルール

1. お好みのレシピを組み合わせ、そのとおりに作るだけ！
2. 3週間のなかで、レシピが重複してもOK！
3. 自分なりにアレンジしてもOK！

組み合わせ自由！

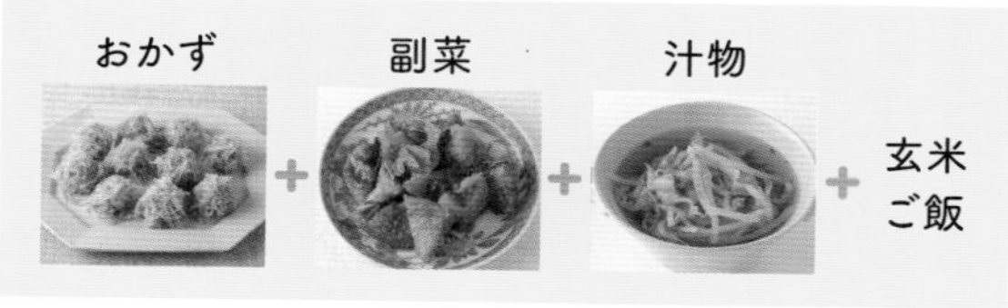

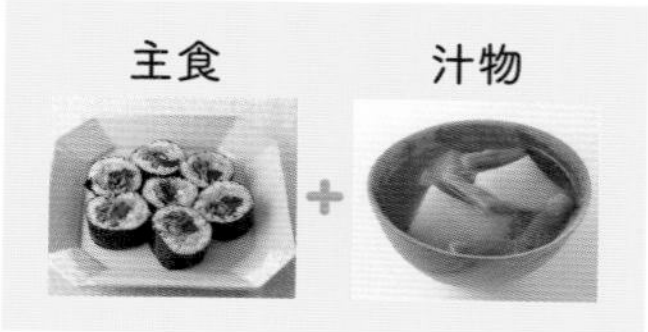

注意するポイント

- 飲み物は、普通の水か緑茶がおすすめです。紅茶、コーヒーも無糖であれば1日1～2杯はOK（カフェインは、腸を直接刺激するため、過敏性腸症候群の症状が悪化する場合があります）。
- レシピをアレンジする際は、124～127ページの「OK＆NG食品リスト」を参考にして、高FODMAP食品を使用しないよう気をつけましょう。特に、タマネギとニンニクは、少量でも影響が出やすいので注意してください。
- 汁物は、おなかを温めてくれるので、積極的にとり入れましょう。
- 無理をせず、楽しく続けることが重要です。
- 小腹が空いたときは、低FODMAPの果物やチーズを食べましょう。許容量を守ればナッツ類もOKです。

素材の味で満足できる味つけ

塩分について

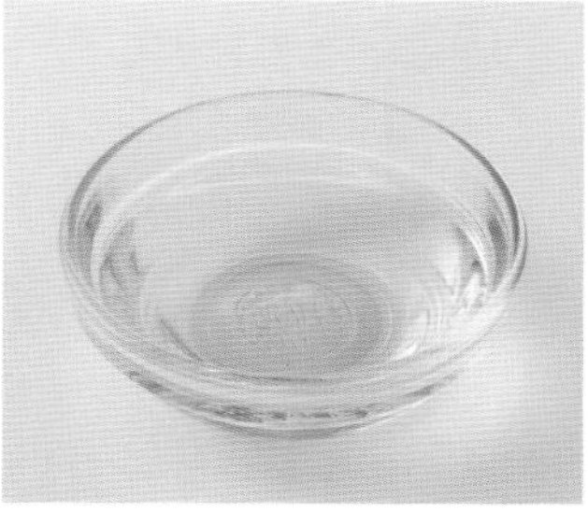

塩分の過剰摂取は、高血圧の原因にもなるので厳禁です。本書のレシピでは、**味つけをできるだけ控えめにしています**。薄味だと、最初は物足りなさを感じるかもしれません。しかし、慣れてくると、少量の塩分でも素材の味が感じられ、しだいに満足できるようになります。**塩などの調味料は、できるだけ計量するようにして**、その後、問題がなければ少しずつ減らしていきましょう。

できれば、ごま油やオリーブ油を利用

食用油について

油脂類は、全般的に低FODMAPと考えられています。調理のときに使用する食用油は、抗酸化作用や悪玉コレステロールを減らす作用などが期待できる、**ごま油やオリーブ油の利用がおすすめ**です。

みりんもNG

調味料について

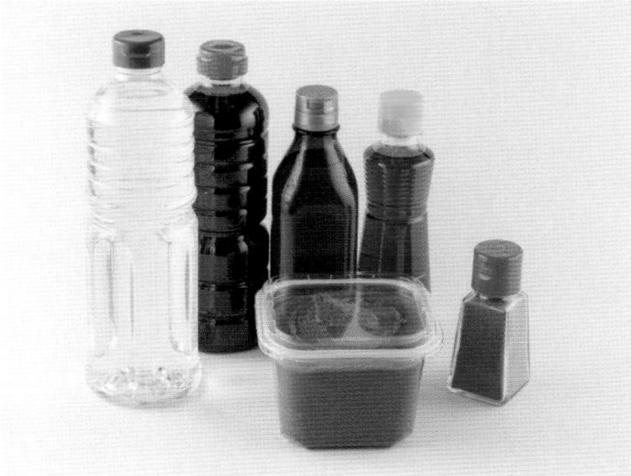

調味料のなかにも、高FODMAPがたくさんあります。**「少量だからいいか」と油断せず**に、126ページを参考にして、低FODMAPであることを確認してから利用しましょう。なお、本書のレシピでは、**みりんは高FODMAPなので使用していません**。みりんの代わりに、砂糖と酒を使って、料理の甘みや旨みを引き出しています。

昆布だしはNG

「だし」について

昆布は高FODMAP（表面についている白い粉がマンニトール）のため、昆布だしはNGです。本書のレシピで使われる**「だし」は、すべて煮干しだしになります**。おすすめの**煮干しだしの作り方は、「水出し」**です。保存容器などに水500mℓと煮干し10g（水に対して2%）を入れて、ラップをかけて冷蔵庫で一晩ほど放置するだけで完成。煮干しのクセが少ない、上品で甘みのある味わいになります。

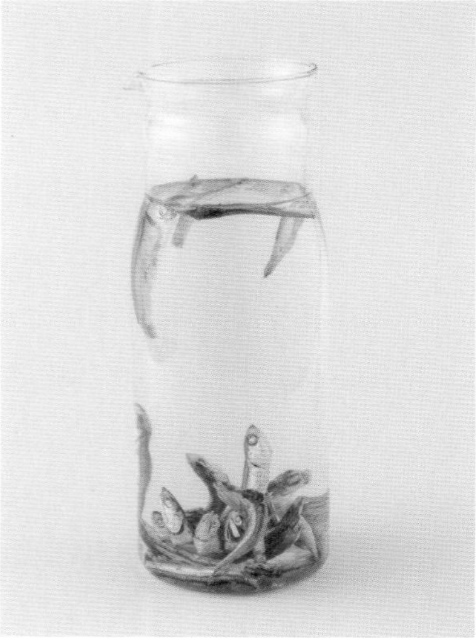

加工食品に注意

食品ラベルを確認

すべての食品に対してFODMAPの成分分析がすんでいるわけではないため、「低FODMAPなのか高FODMAPなのか、わからない」という食材に出合うこともあるでしょう。どうしても不明なときは、口にしないほうが無難です。また、加工食品を買うときは、食品ラベルを見ると、FODMAPが含まれているかどうか確認できることもあります。特に、**原材料名で「タマネギ」「オニオンパウダー」「ニンニク」「ガーリックパウダー」「エシャロット」と記載されたものは避けてください**。

〈例〉清涼飲料水

●名称：清涼飲料水
●原材料名：砂糖、果糖ブドウ糖液糖、果汁、食塩、香料、ビタミンC、塩化K、乳酸Ca、塩化Mg
●内容量：500mℓ

「果糖ブドウ糖液糖」は、コーンシロップのこと。果糖（フルクトース）を多く含んでいるので、果糖に反応してしまう人には向かない。

「原材料名」は、多く含まれているものから順番に表示されている。最初のほうに、高FODMAP成分が書かれているものには注意！

レシピページの決まり

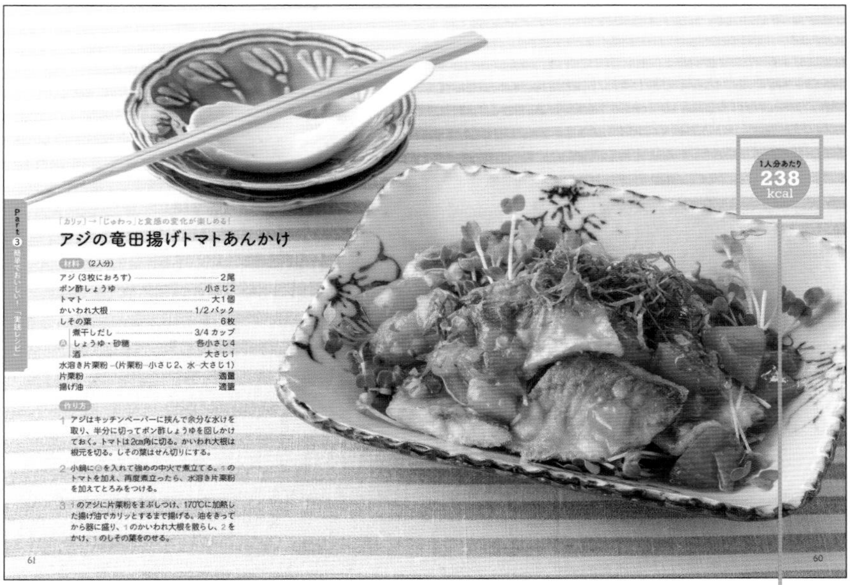
Part ③ 簡単でおいしい!「実践レシピ」

「カリッ」→「じゅわっ」と食感の変化が楽しめる!

アジの竜田揚げトマトあんかけ

材料 (2人分)

アジ(3枚におろす)……2尾
ポン酢しょうゆ……小さじ2
トマト……大1個
かいわれ大根……1/2パック
しその葉……6枚
Ⓐ 煮干しだし……3/4カップ
Ⓐ しょうゆ・砂糖……各小さじ4
Ⓐ 酒……大さじ1
水溶き片栗粉…(片栗粉…小さじ2、水…大さじ1)
片栗粉……適量
揚げ油……適量

作り方

1 アジはキッチンペーパーに挟んで余分な水けを取り、半分に切ってポン酢しょうゆを回しかけておく。トマトは2cm角に切る。かいわれ大根は根元を切る。しその葉はせん切りにする。

2 小鍋にⒶを入れて強めの中火で煮立てる。1のトマトを加え、再度煮立ったら、水溶き片栗粉を加えてとろみをつける。

3 1のアジに片栗粉をまぶしつけ、170℃に加熱した揚げ油でカリッとするまで揚げる。油をきってから器に盛り、1のかいわれ大根を散らし、2をかけ、1のしその葉をのせる。

1人分あたり 238 kcal

61　60

1人分あたりのカロリーがわかります。

- 計量単位は大さじ1=15mℓ、小さじ1=5mℓ、1カップ=200mℓです。
- 電子レンジは600Wのものを使用しています。500Wの場合は1.2倍、700Wの場合は0.8倍で計算し、様子を見ながら加熱時間を調節してください。
- ご飯(白米・玄米)の量は1人分150gを目安としています。年齢や運動量によって、調節してください。
- 材料のグラム表記は、およその目安です。お好みで調節してください。
- フライパンはフッ素樹脂加工のものを使用しています。料理工程で油が使用されていない場合でも、焦げやすいフライパンを使用している場合は、油をひいて調理してください。
- 火加減についてとくに表記がない場合は、中火で調理してください。
- 食材の下処理は、省略している場合もあります。

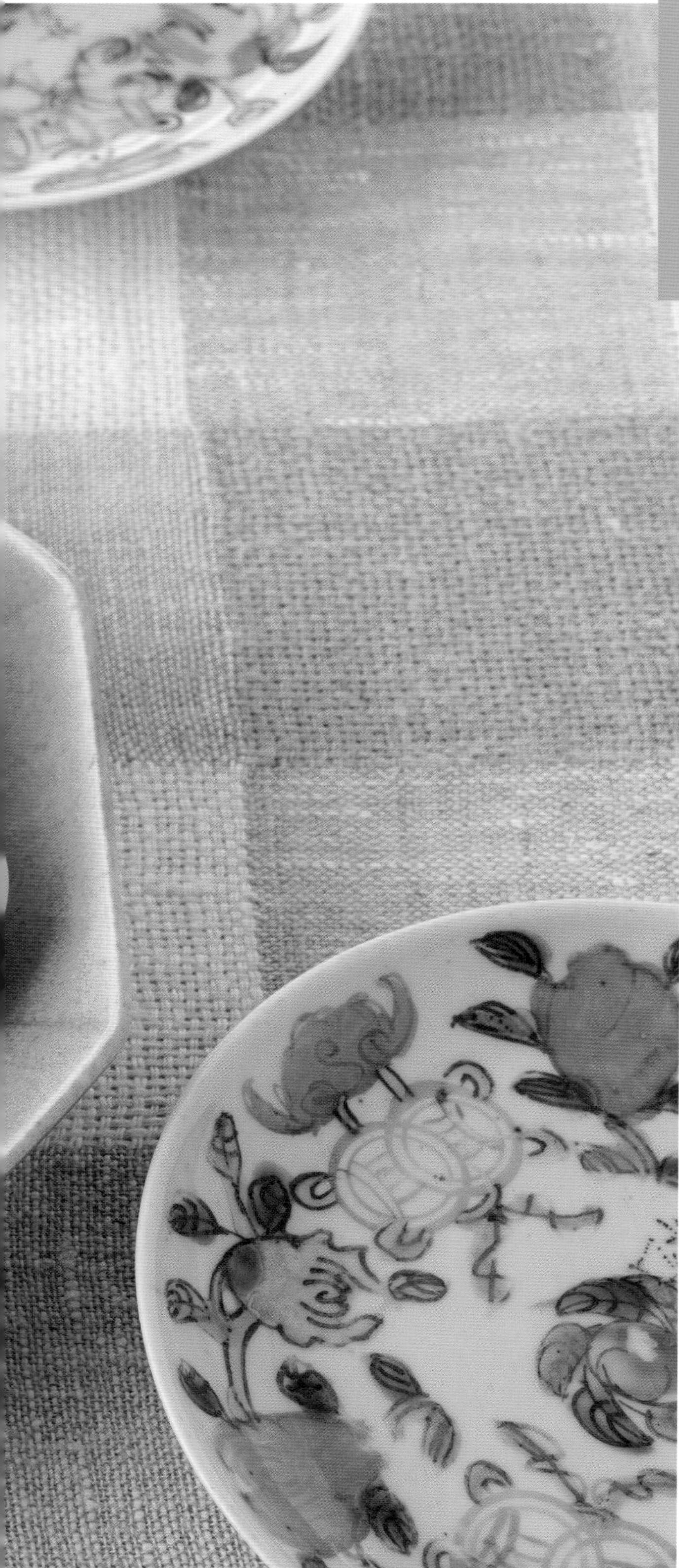

おかずレシピ

肉や魚、豆腐、卵を使った、
おかずにピッタリな美味レシピを
20品ご紹介します。

ヘルシーだけどボリューミー

ロール豚の角煮風煮込み

材料（2人分）

結び白滝《しらたき》……6個
チンゲン菜……1株
ゆで卵……1個
豚バラ薄切り肉……6枚
ごま油……小さじ1
Ⓐ 水……2/3カップ
Ⓐ 酒・しょうゆ・砂糖……各大さじ1・1/2
しょうが（薄切り）……1片
練りからし……適宜

作り方

1 結び白滝はゆでてアク抜きをし、しっかりと水けをきる。チンゲン菜は縦6等分にし、さっとゆでて水けをきる。ゆで卵は殻をむく。

2 豚肉を広げ、1の結び白滝を1個ずつのせて巻く。

3 深めの鍋にごま油を薄くひき、2の巻き終わりを下にして並べ入れてから火をつけ、ときどき転がしながら全体に焼き色がつくまで焼く。Ⓐとしょうが、1のゆで卵を加えて、煮立ったらフタをして弱めの中火で10分ほど煮る。

4 フタを取り、煮汁がとろりとするまで、ときどき鍋をゆすりながら煮詰め、火を止める。器に1のチンゲン菜といっしょに盛る。お好みで練りからしを添える。

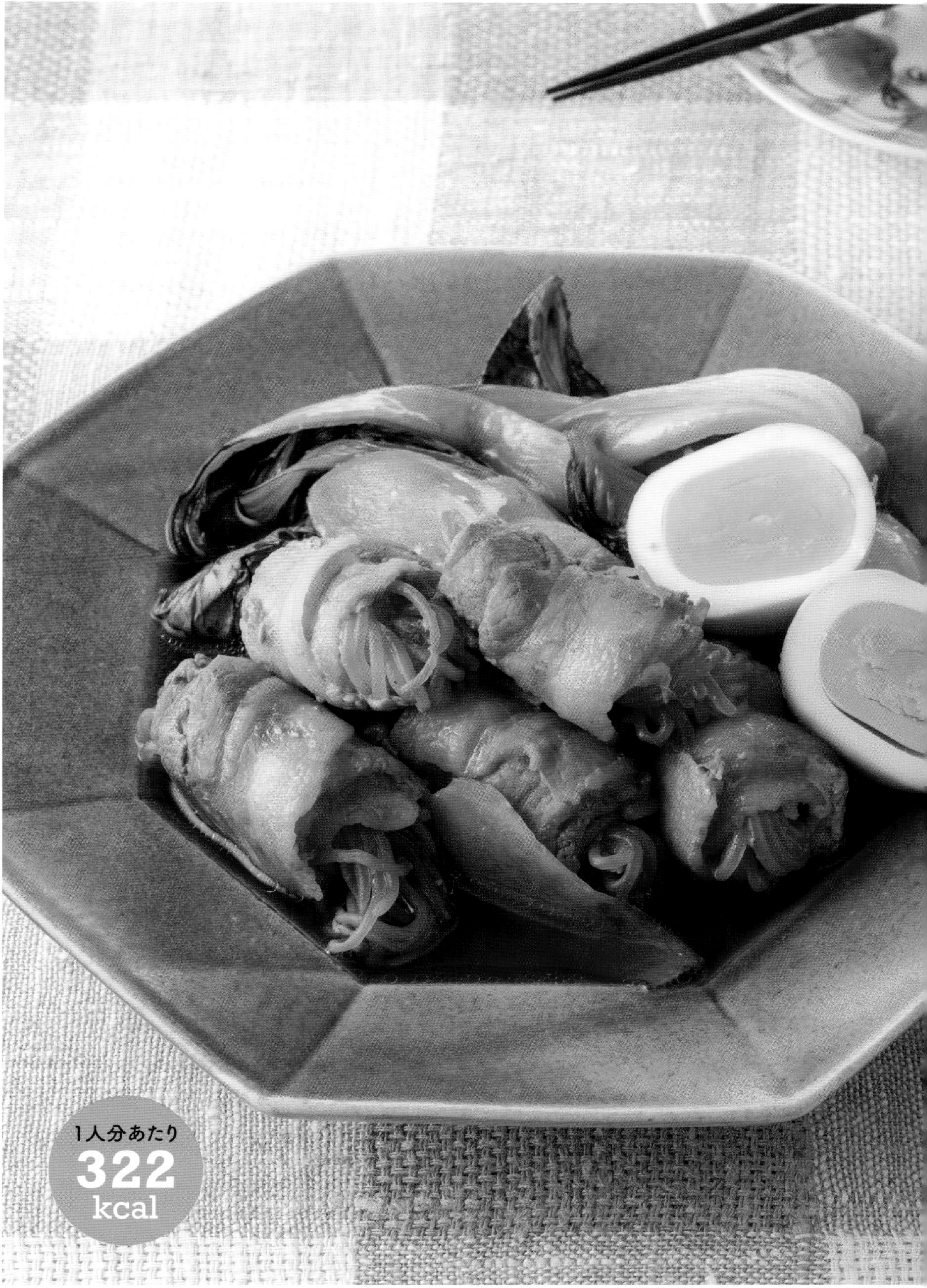

1人分あたり
322
kcal

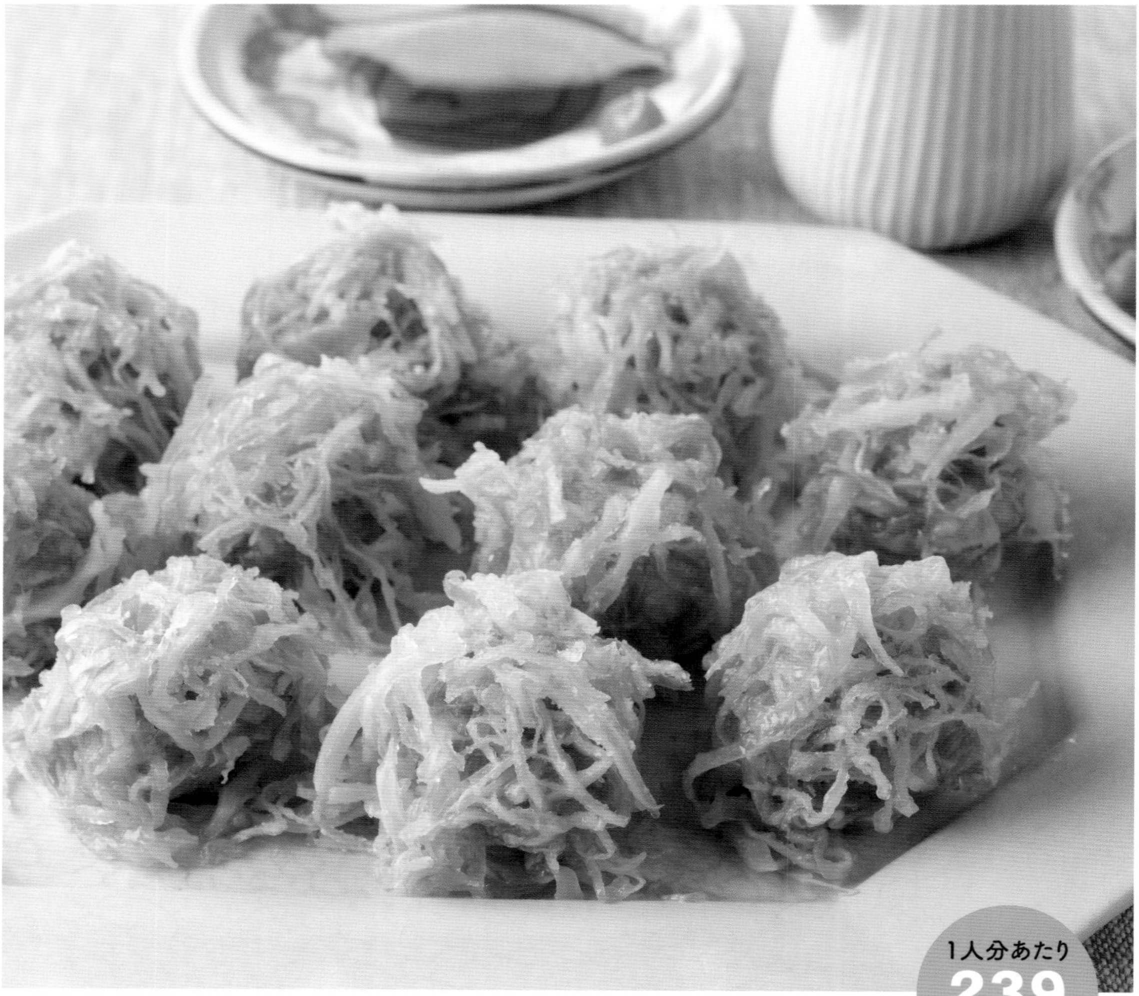

1人分あたり
239
kcal

食卓を色鮮やかに飾る

キャベツ焼売《しゅうまい》

材料（2人分）

たけのこ（水煮）……50g
むきえび……80g
キャベツ……2枚
片栗粉……小さじ4
豚ひき肉……150g
Ⓐ 砂糖・酒・しょうが汁……各小さじ1
Ⓐ 塩……小さじ1/4
しょうゆ・酢・練りからし…各適宜

作り方

1 たけのこは水けをきって粗みじん切りにする。むきえびは背中から縦半分に切って背ワタを取り、包丁で粗くたたく。キャベツは芯を取ってせん切りにし、片栗粉をまぶす。

2 ボウルに豚ひき肉を入れ、Ⓐを加えて粘りが出るまでよく練り混ぜる。1のたけのことえびも加え、なじむまでさらに混ぜる。

3 2をひと口大に丸め、1のキャベツを全体に張りつけて、軽く握り安定させる。

4 3を耐熱皿に並べてのせ、ラップをふんわりとかけて電子レンジで4～5分加熱する。お好みで、しょうゆと酢でたれを作り練りからしを添える。

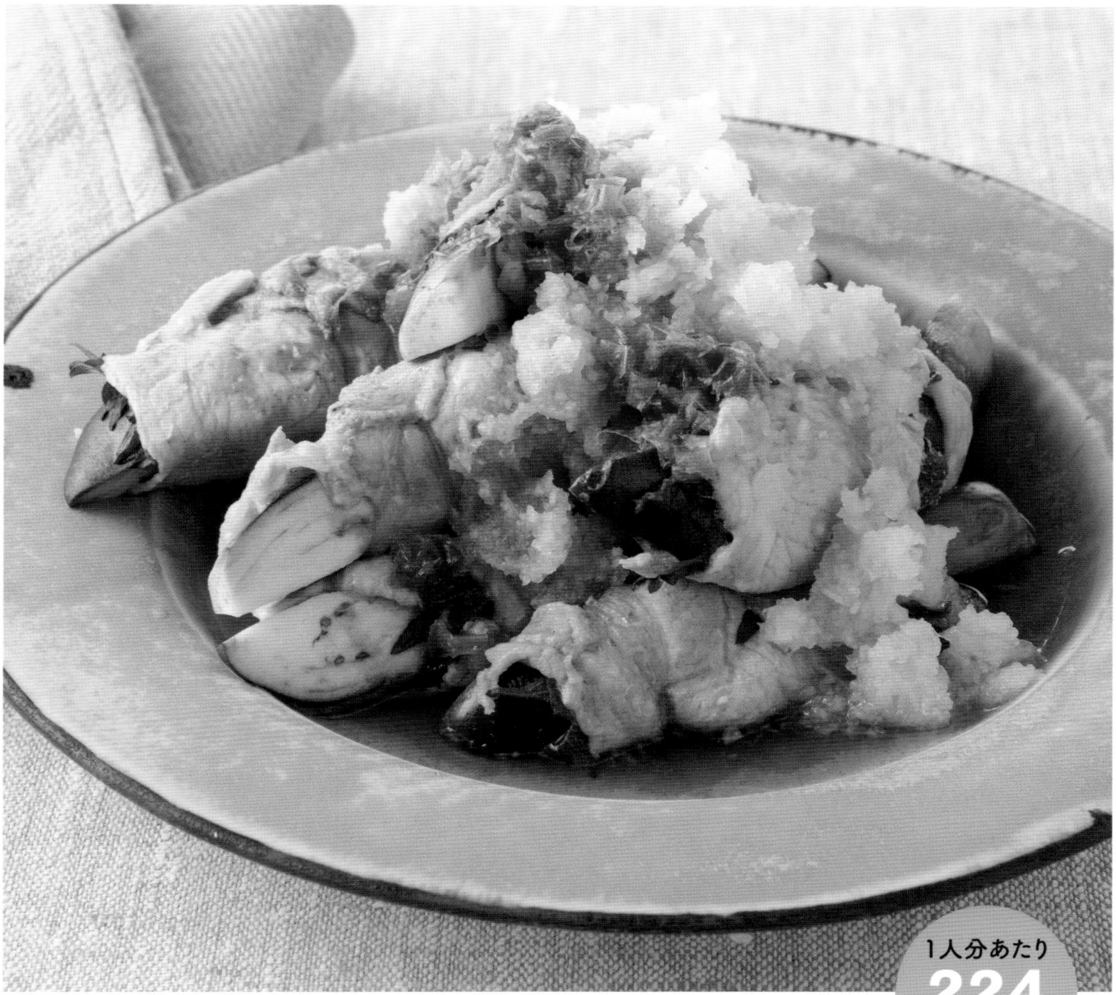

1人分あたり
224
kcal

おかかおろしでさっぱりといただく

なすの豚巻きレンジ蒸し

材料（2人分）

なす……2本
豚ロースしゃぶしゃぶ用肉……12枚（140g）
塩……少々
しその葉……12枚
大根おろし……100g
Ⓐ
かつお節……1パック（2g）
おろししょうが……1/2片分
しょうゆ……小さじ4
酢……大さじ1
砂糖・ごま油……各小さじ1/2

作り方

1 なすはヘタを落とし、縦6等分に切る。

2 豚肉は広げて塩を振り、その1枚の上にしその葉を1枚のせ、さらに1のなす1切れをのせて巻く。残りも同様に作る。

3 2を耐熱皿に並べ、ラップをふんわりとかけて、電子レンジで4～5分加熱する。器に盛り、大根おろしをのせて、混ぜ合わせたⒶをかける。

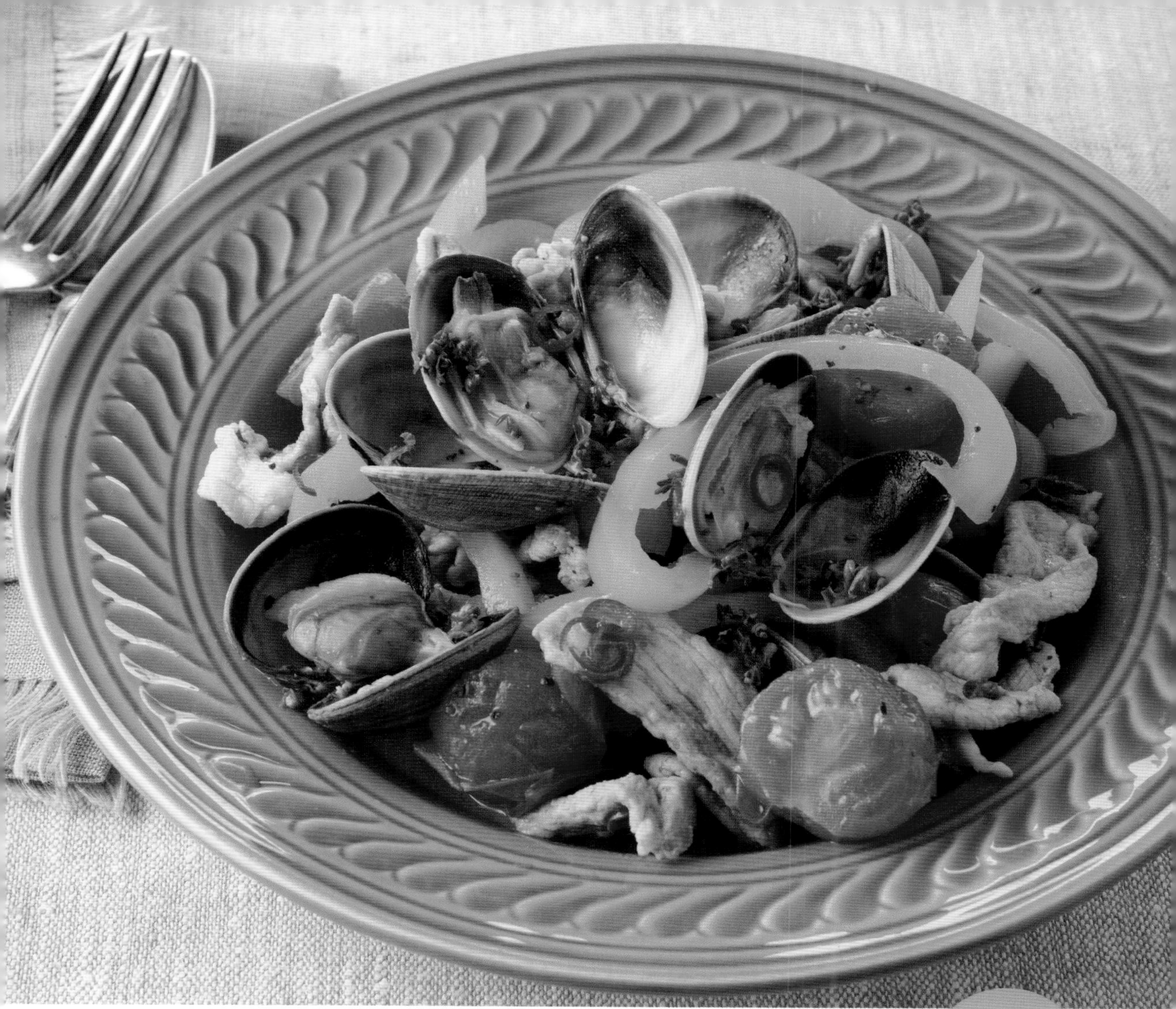

旨みたっぷりの煮汁がたまらない！

あさりと豚肉のポルトガル蒸し

1人分あたり
228
kcal

材料 (2人分)

あさり (殻つき) …… 200g
豚こま切れ肉 …… 120g
Ⓐ クミンパウダー …… 小さじ1/2
Ⓐ 塩・こしょう …… 少々
黄パプリカ …… 1個
オリーブ油 …… 大さじ1/2
赤唐辛子 (輪切り) …… 1本
白ワイン …… 1/4 カップ
ミニトマト (半分に切る) …… 10個
塩・こしょう …… 少々
パセリ(みじん切り) …… 大さじ1

作り方

1 あさりは砂抜きをして、殻をこすり合わせて洗う。豚肉は大きければ半分に切り、Ⓐをまぶす。パプリカは細切りにする。

2 フライパンにオリーブ油を熱し、1の豚肉と赤唐辛子を入れて、ほぐしながら色が変わるまで炒める。1のあさりを加えてさっと炒め合わせたら、白ワインを回し入れ、ミニトマトと1のパプリカを加えてフタをし、7～8分蒸し煮にする。

3 あさりの口が開いたらフタを取り、塩、こしょうで味を調え、器に盛り、パセリを散らす。

野菜たっぷり！ 冷めてもおいしい！

牛肉とブロッコリーのバターしょうゆ炒め

材料（2人分）

牛こま切れ肉		160g
塩・こしょう		少々
ブロッコリー		1/3個
ミニトマト		10個
Ⓐ	酒	大さじ2
Ⓐ	しょうゆ	大さじ1
Ⓐ	ウスターソース	小さじ1
Ⓐ	こしょう	少々
バター		15g

1人分あたり
304 kcal

作り方

1 牛肉は食べやすい大きさに切り、塩、こしょうを振る。ブロッコリーは小房に分けてから、さらに縦半分に切る。ミニトマトも半分に切る。Ⓐは混ぜておく。

2 フライパンを熱し、バターを入れる。バターが溶けたら、1の牛肉を入れて、ほぐしながら炒める。肉の色が変わってきたら、1のブロッコリーとⒶを加えて炒め合わせ、フタをして4～5分火を通す。

3 フタを取り、1のミニトマトを加えて、強火で汁けが絡むまで大きく炒め合わせ、器に盛る。

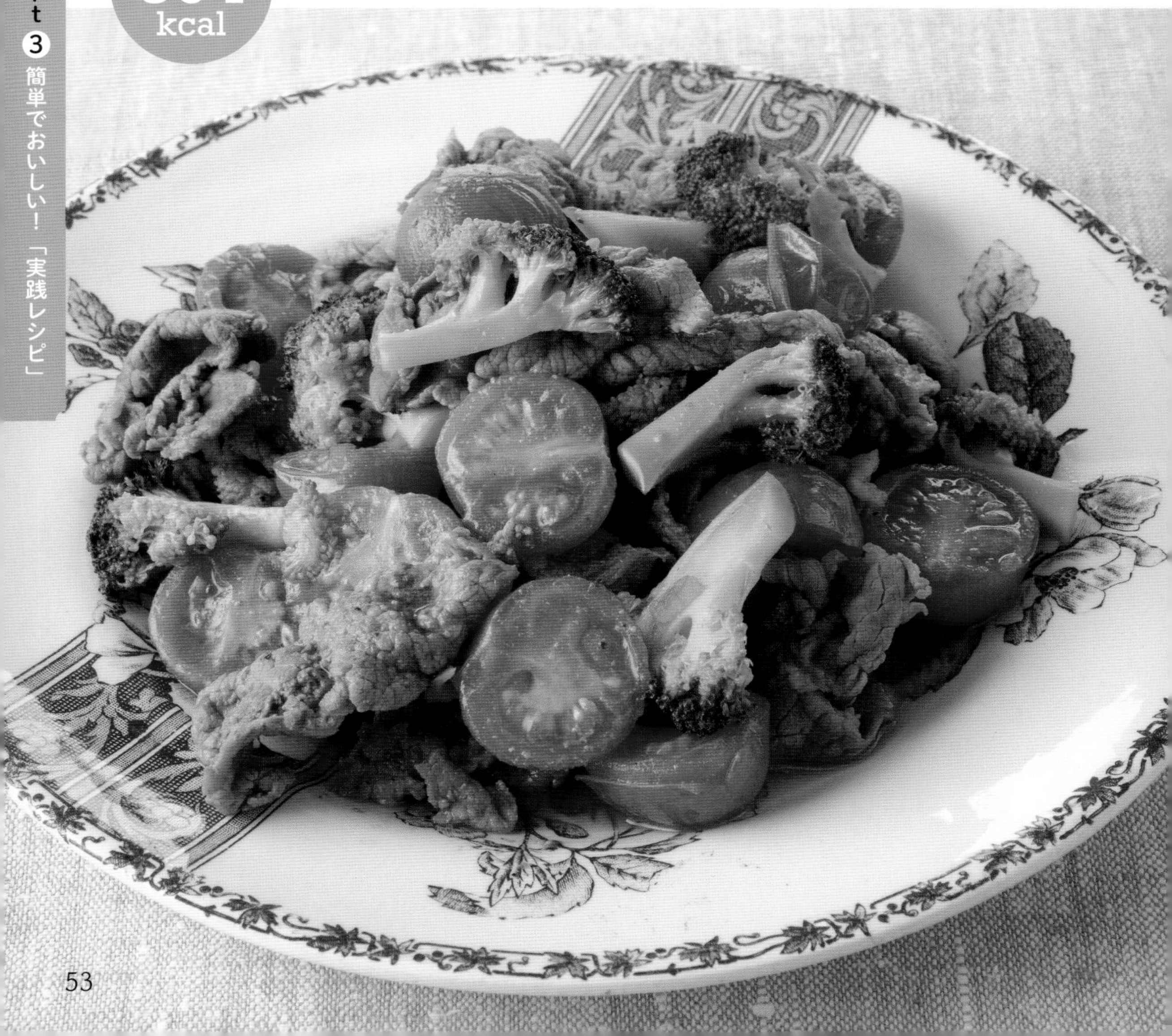

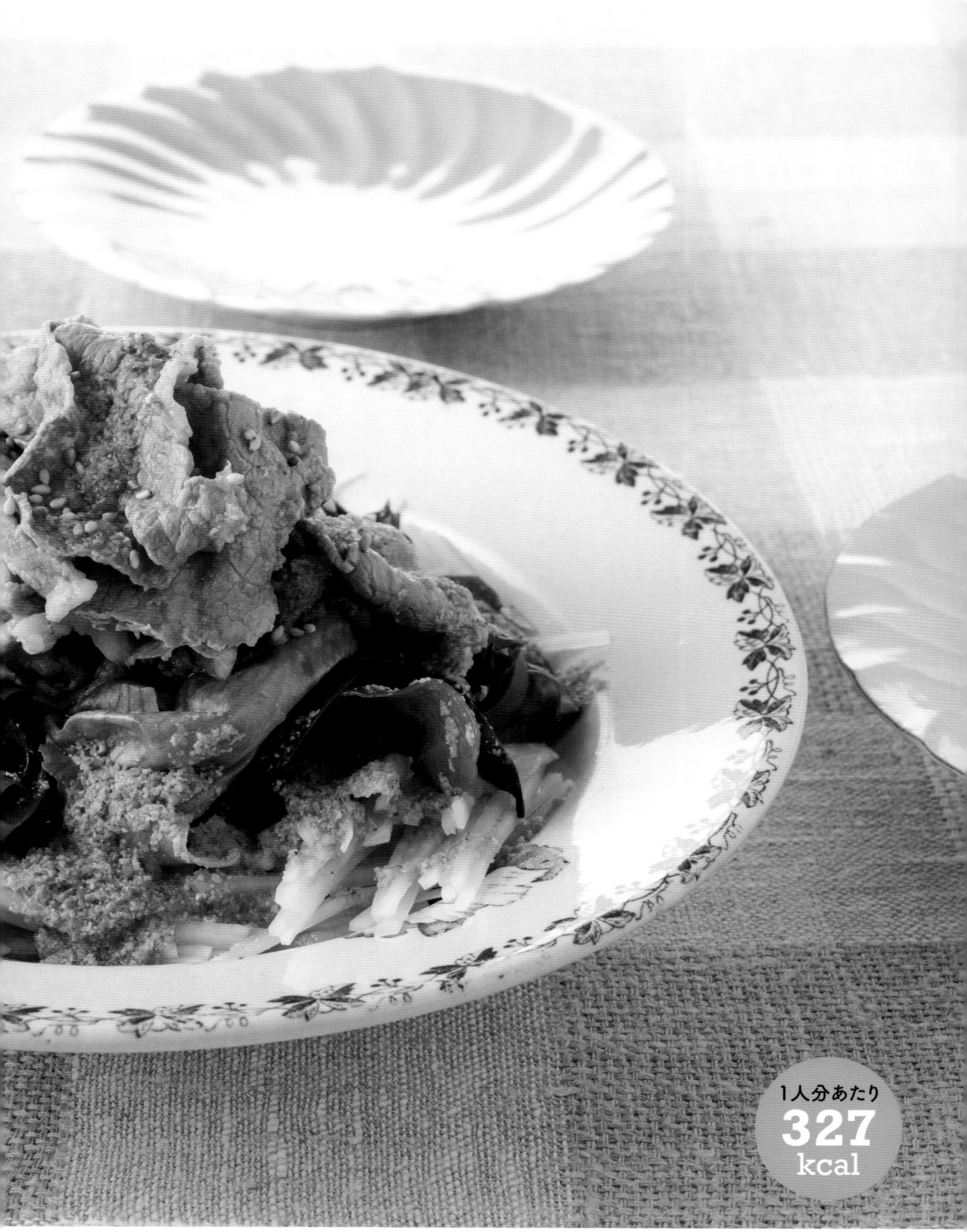
1人分あたり
327
kcal

牛肉と甘みそだれの無敵の組み合わせ

牛しゃぶとレタスのみそだれ和え

材料（2人分）

レタス……4枚
塩蔵わかめ……60g
大根……80g
牛しゃぶしゃぶ用肉……140g
Ⓐ
　練り白ごま・水……各大さじ2
　みそ……大さじ1・1/2
　酢・砂糖……各大さじ1
　しょうゆ……小さじ1/2
炒り白ごま……小さじ1

作り方

1 レタスはひと口大にちぎる。わかめはよく水洗いして、食べやすい大きさに切る。大根はせん切りにする。

2 鍋にたっぷりの湯を沸かし、1のレタスを入れてゆで、しんなりしたらザルにとって水けをきる。同じ湯で牛肉を1枚ずつ広げ入れてゆでる。肉の色が変わったらペーパータオルに取り、水けを取る。

3 ボウルにⒶを入れてよく混ぜる。2のレタスと牛肉を加え、全体を和える。

4 器に1の大根とわかめを広げ、その上に3をのせて、炒り白ごまを振る。

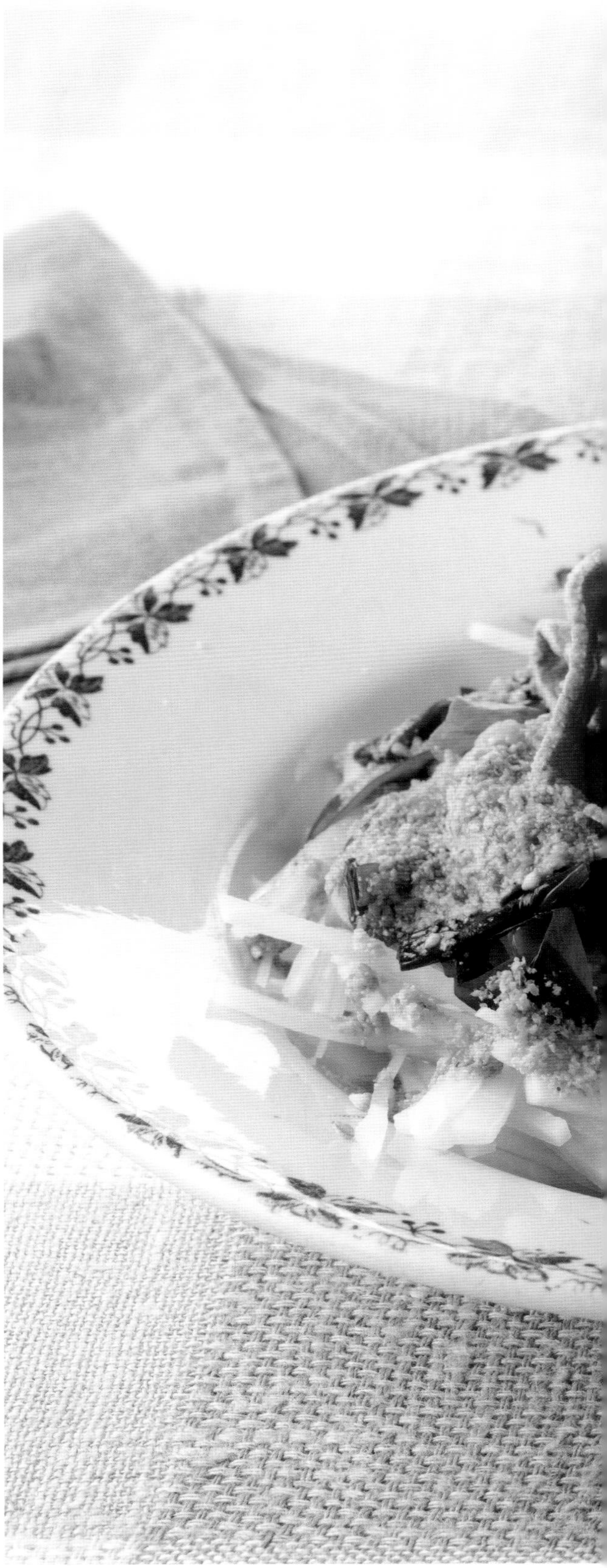

レンジで簡単に作れる!

よだれ鶏

材料 (2人分)

鶏もも肉……1枚(250g)
砂糖……小さじ1
塩……小さじ1/4
きゅうり……2本
Ⓐ
酢……大さじ1・1/2
しょうゆ……小さじ4
砂糖……小さじ1
ごま油……大さじ1/2
鶏がらスープの素・ラー油……各小さじ1/2
しょうが(薄切り)……1片
酒・水……各大さじ1
パクチー……2本
ピーナッツ……15g

作り方

1 鶏肉に砂糖をもみ込み、なじんだら塩をもみ込む。きゅうりは3等分に切り、たたいて粗く割る。Ⓐを混ぜて、たれを作る。

2 耐熱容器にしょうがを敷き、1の鶏肉を皮を下にしてのせる。酒と水を回しかけ、ラップをふんわりとかけて、電子レンジで約5分加熱する。粗熱が取れるまで、そのままおく。

3 2の鶏肉を切り分けて器に盛り、1のきゅうりを添え、ざく切りにしたパクチーと粗く刻んだピーナッツを散らして1のたれをかける。

1人分あたり
363
kcal

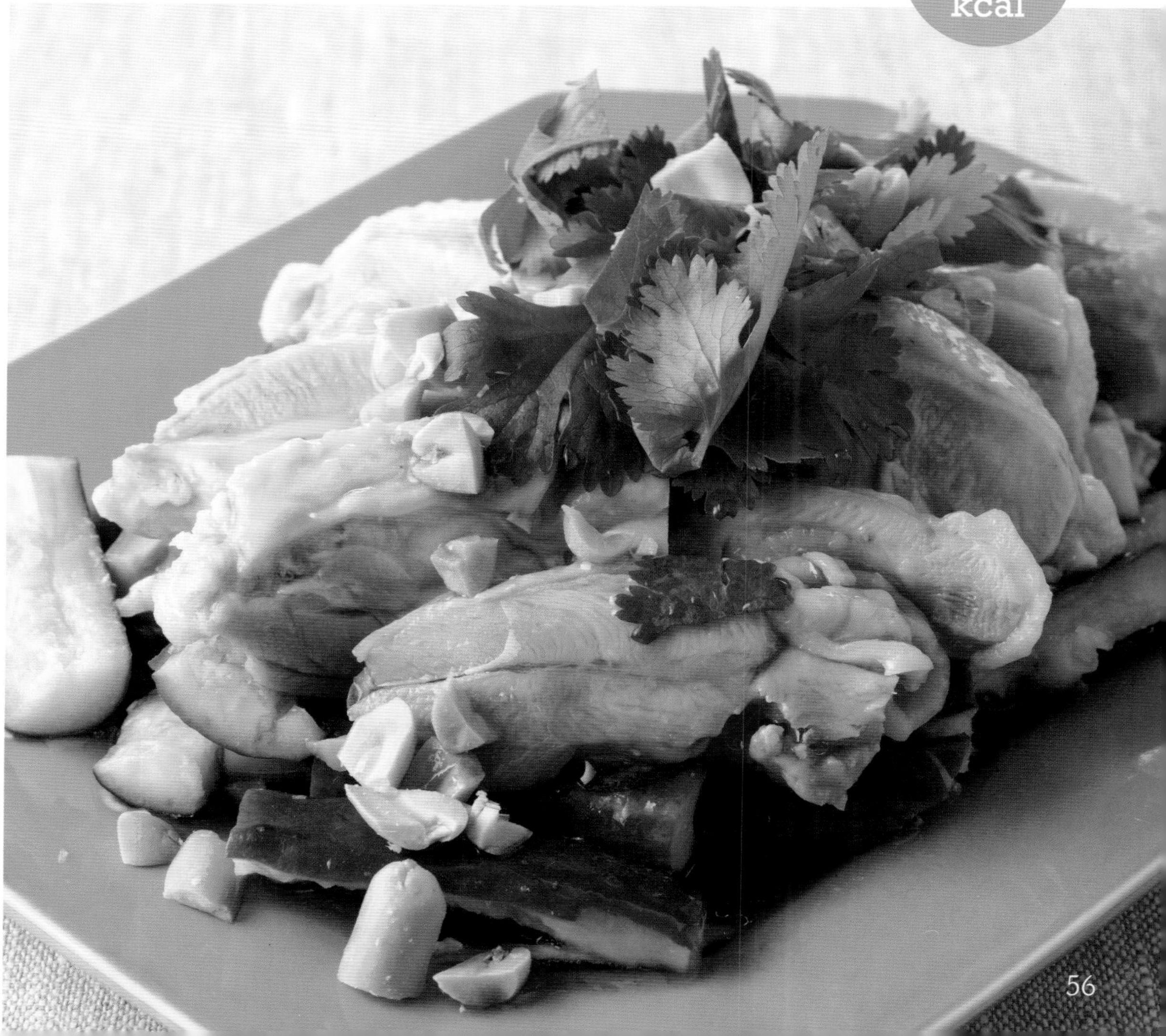

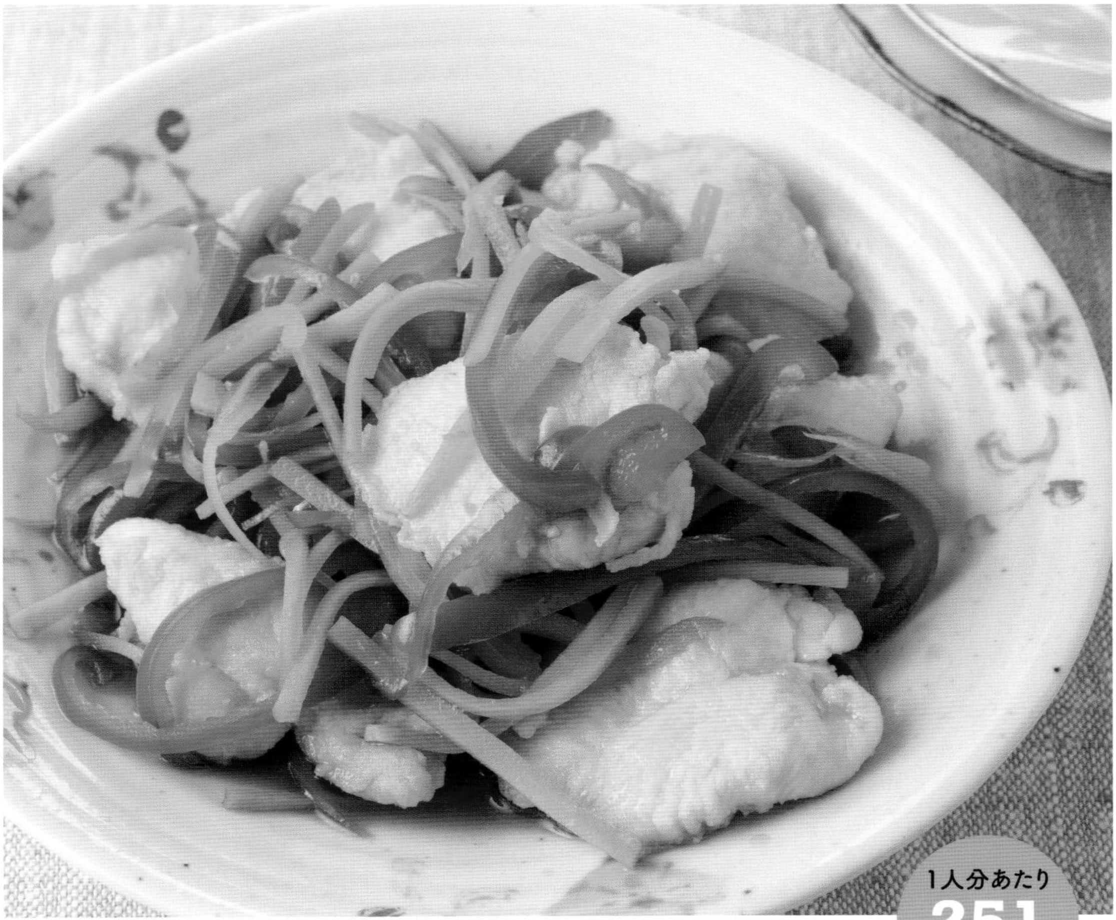

1人分あたり
251 kcal

夏にピッタリのさっぱりメニュー

鶏ささみの南蛮漬け

材料（2人分）

Ⓐ
- 煮干しだし……1/4〜1/2カップ
- 酢・しょうゆ……各大さじ2
- 砂糖……大さじ1

しょうが……小1片
ピーマン……2個
赤パプリカ……1/2個
にんじん……1/4本
鶏ささみ……4本（200g）
塩・こしょう……少々
米粉……適量
米油……適量

作り方

1 大きめのボウルにⒶを入れて混ぜておく。

2 しょうがはせん切りにする。ピーマンとパプリカ、にんじんは細切りにする。

3 2のすべてを耐熱容器に広げ入れて、ラップをふんわりとかけ、電子レンジで1分30秒〜2分加熱する。熱いうちに汁ごと1に入れて混ぜる。

4 鶏ささみはそぎ切りにして塩、こしょうを振り、米粉を全体にまぶしつける。

5 フライパンに米油を1㎝くらいの高さまで入れて熱し、4の鶏ささみを揚げ焼きにする。火が通ったら熱いうちに3に漬ける。15〜20分味をなじませたら器に盛る。

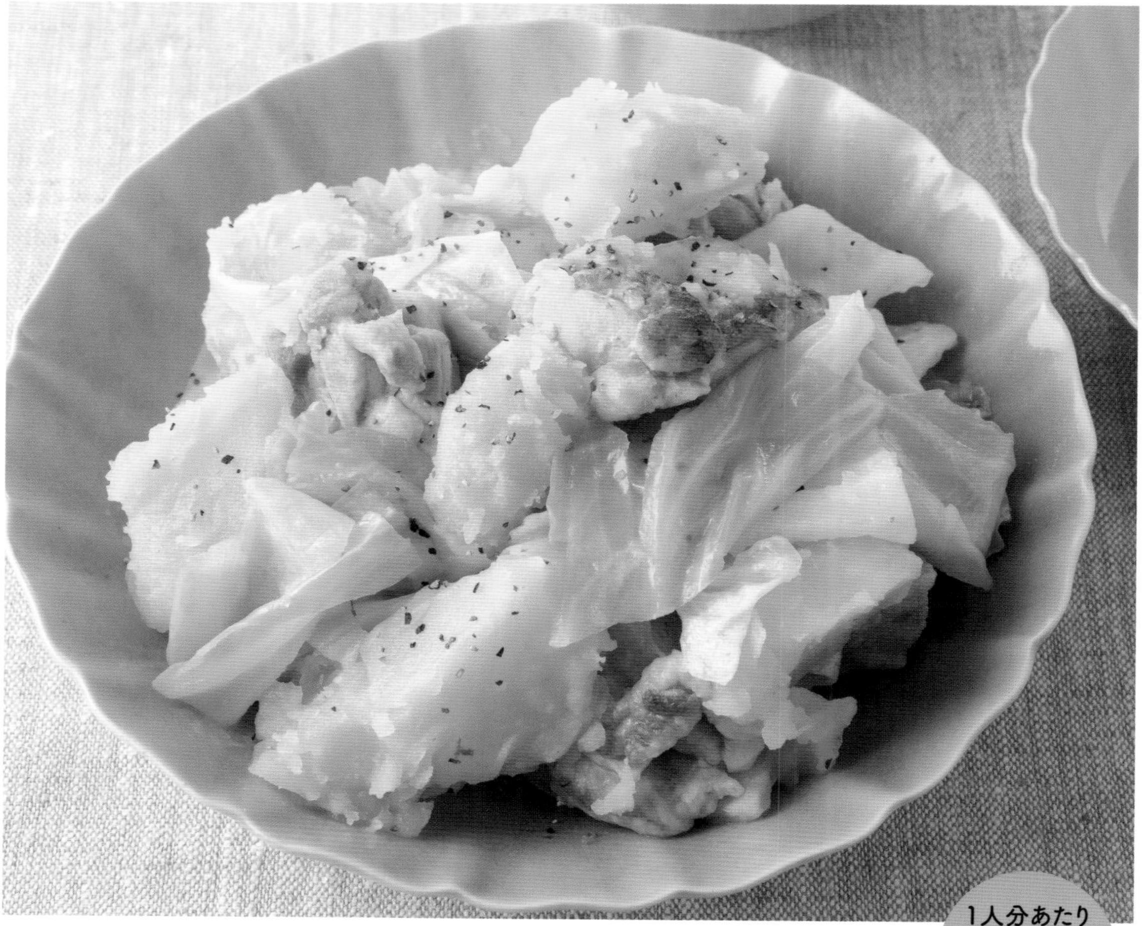

新じゃがを使うと最高においしい!

鶏肉とキャベツの塩じゃが煮

1人分あたり
383
kcal

材料 (2人分)

鶏もも肉	1枚 (220g)
砂糖	小さじ1
塩	小さじ1/3
じゃがいも	2個
キャベツ	4枚
バター	10g
水	1/2 カップ
酒	大さじ3
塩	小さじ1/4
粗びきこしょう	少々

作り方

1 鶏肉は余分な脂や筋を除き、ひと口大に切って砂糖と塩をもみ込む。じゃがいもは皮をむいて6～8等分の小さめのひと口大に切り、水にさらして軽く水けをきる。キャベツはざく切りにする。

2 深めのフライパンにバターを入れて強めの中火にかける。バターが溶けてきたら、1の鶏肉を皮目を下にして並べる。鶏肉の両面に薄く焼き色がついたら、1のじゃがいも、水と酒を加えてフタをし、中火にして約10分煮る。1のキャベツを広げのせたら、再度フタをして、さらに約5分煮る。

3 鍋の底の煮汁に塩を溶かし、全体を大きく混ぜて煮汁を絡めたら、器に盛り、粗びきこしょうを振る。

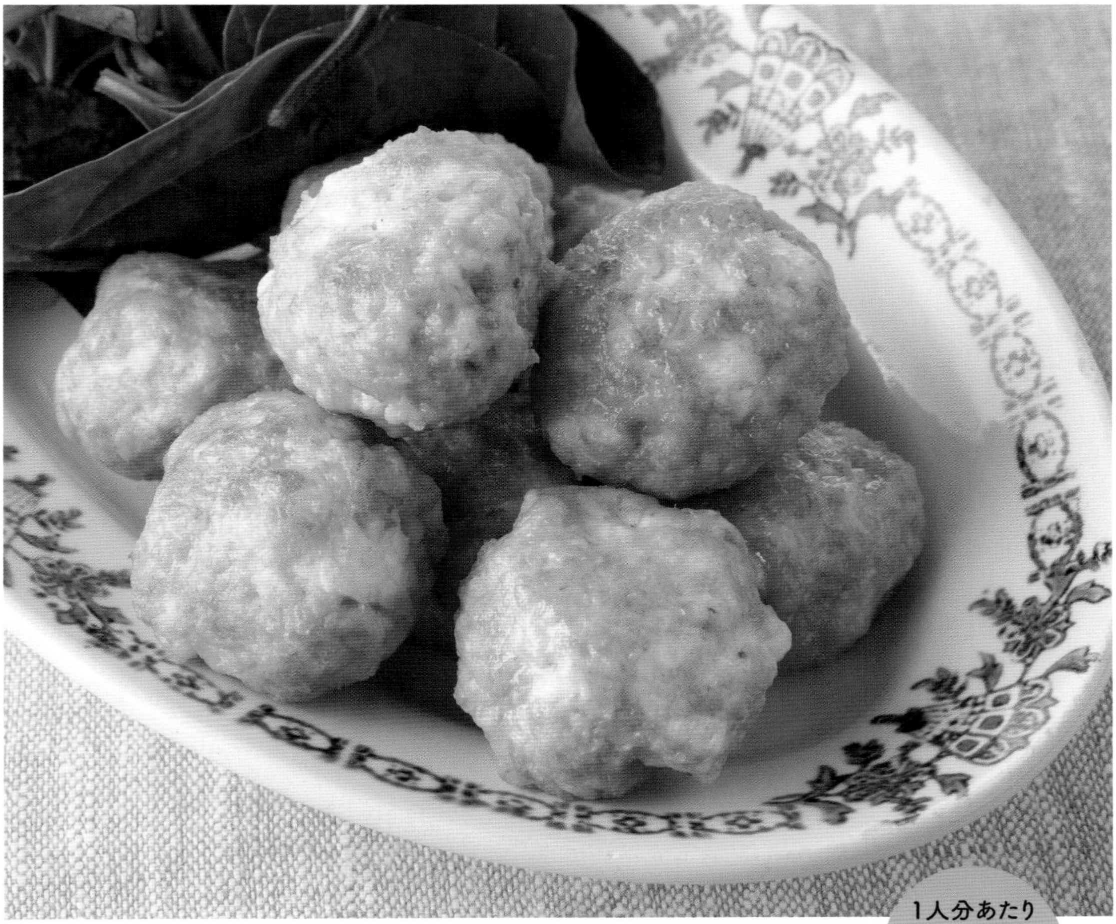

1人分あたり
324
kcal

子どもが大喜びするふわふわナゲット

豆腐と鶏ひき肉のナゲット

材料（2人分）

木綿豆腐	1/2丁（150g）
鶏ひき肉	150g
オートミール	大さじ2（16g）
Ⓐ 片栗粉	大さじ1
Ⓐ みそ	小さじ2
Ⓐ おろししょうが	小さじ1
Ⓐ こしょう	少々
米油（揚げ油用）	適量
ベビーリーフ	適宜

作り方

1 木綿豆腐は粗くちぎり、2枚重ねたキッチンペーパーの上にのせて、ぎゅっと絞って水けを取る。

2 ボウルに鶏ひき肉と1、オートミール、Ⓐを入れて、粘りが出るまでよく練り混ぜる。

3 揚げ油を160〜170℃に熱し、2をひと口大に丸めて入れる。全体がきつね色になり浮いてきたら、バットにとって油をきる。器に盛り、お好みでベビーリーフを添える。

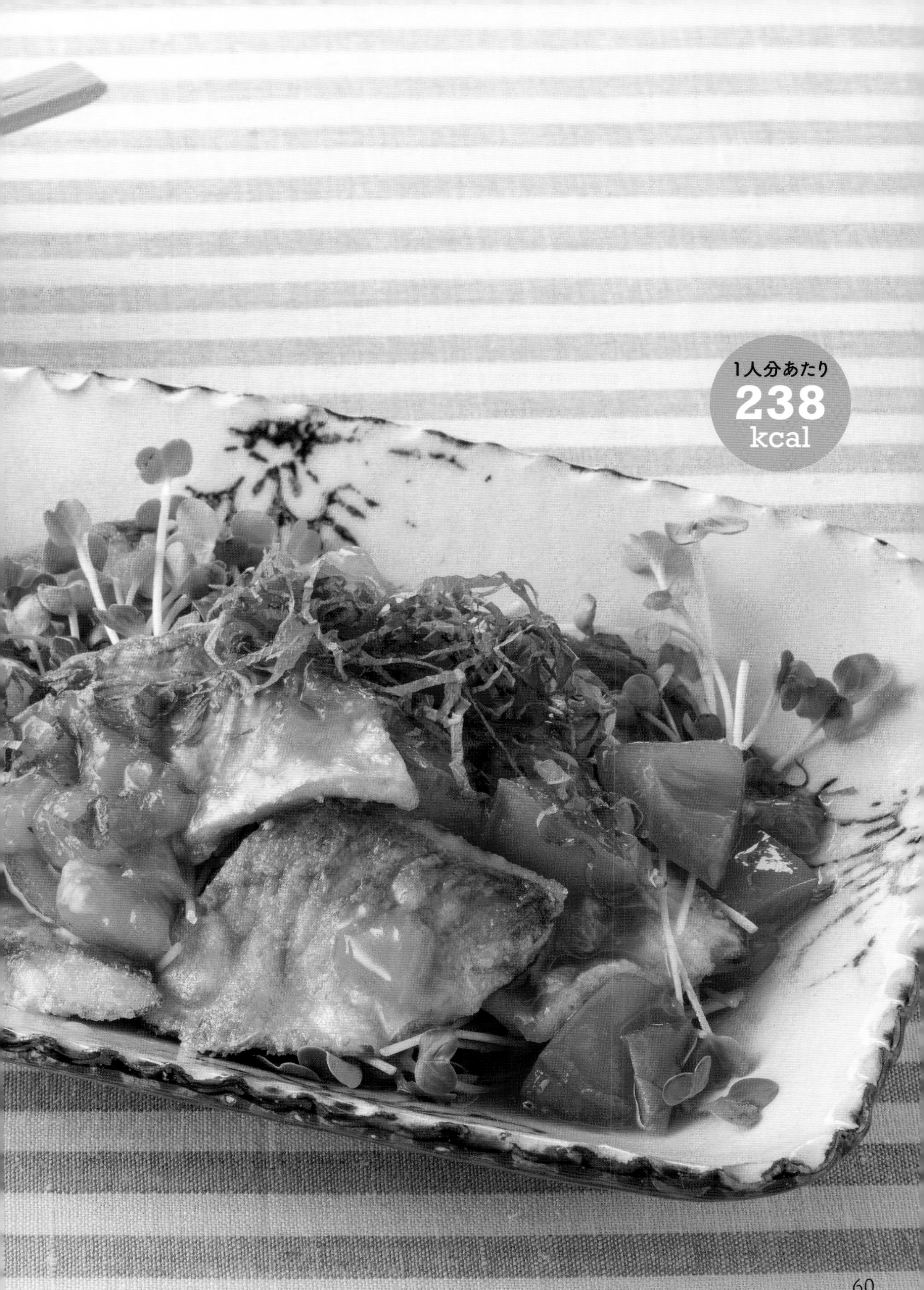
1人分あたり
238
kcal

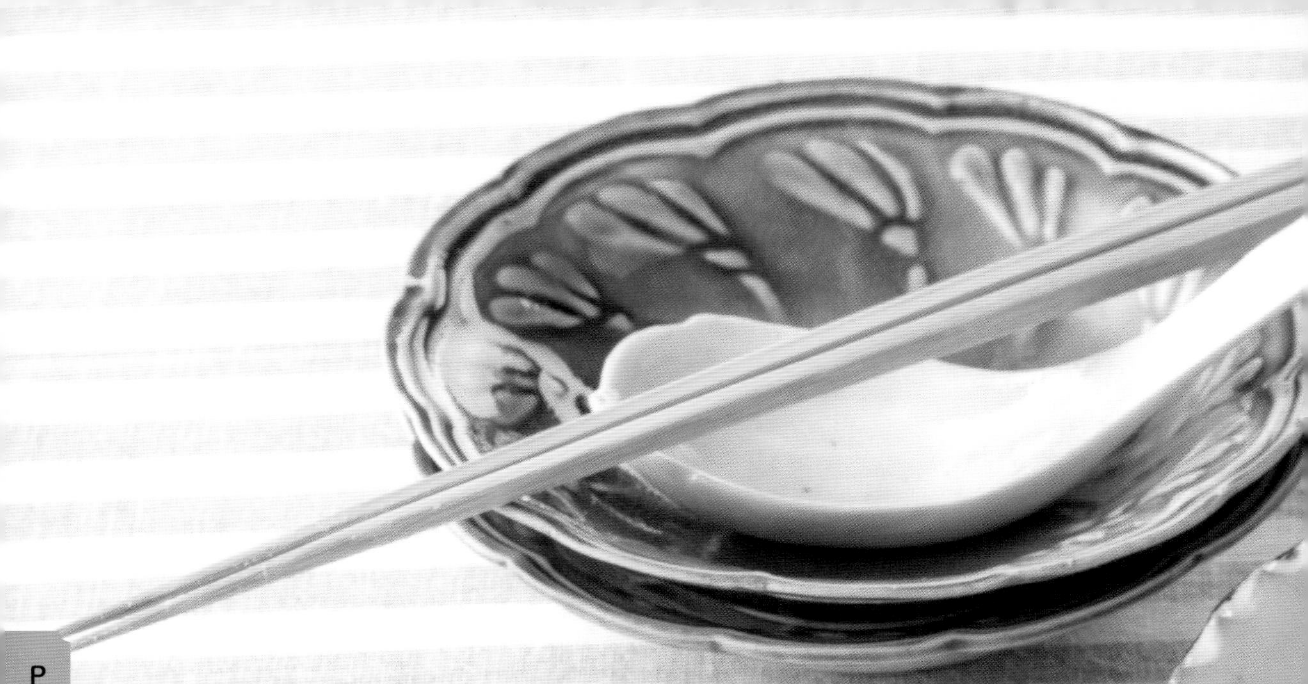

「カリッ」→「じゅわっ」と食感の変化が楽しめる！

アジの竜田揚げトマトあんかけ

材料（2人分）

アジ（3枚におろす）……2尾
ポン酢しょうゆ……小さじ2
トマト……大1個
かいわれ大根……1/2パック
しその葉……6枚
Ⓐ 煮干しだし……3/4カップ
Ⓐ しょうゆ・砂糖……各小さじ4
Ⓐ 酒……大さじ1
水溶き片栗粉…（片栗粉…小さじ2、水…大さじ1）
片栗粉……適量
揚げ油……適量

作り方

1 アジはキッチンペーパーに挟んで余分な水けを取り、半分に切ってポン酢しょうゆを回しかけておく。トマトは2cm角に切る。かいわれ大根は根元を切る。しその葉はせん切りにする。

2 小鍋にⒶを入れて強めの中火で煮立てる。1のトマトを加え、再度煮立ったら、水溶き片栗粉を加えてとろみをつける。

3 1のアジに片栗粉をまぶしつけ、170℃に加熱した揚げ油でカリッとするまで揚げる。油をきってから器に盛り、1のかいわれ大根を散らし、2をかけ、1のしその葉をのせる。

晩酌のお供にもピッタリ!

イワシのしそ巻き

材料 (2人分)

イワシ……4尾
塩・こしょう……少々
しその葉……8枚
みそ……小さじ2
ごま油……小さじ1
一味唐辛子……適宜

作り方

1 イワシは3枚におろして腹骨を取り、塩、こしょうを振る。しその葉は縦に半分に切る。

2 1のイワシの身にみそを等分に塗って、1のしその葉を2枚並べてのせ、手前からくるくると巻き、巻き終わりを爪楊枝で留める。残りも同様に作る。

3 フライパンにごま油をひく。2を並べて火にかけ、こんがりと色がつくまで、転がしながら焼く。器に盛り、お好みで一味唐辛子を振る。

1人分あたり
217
kcal

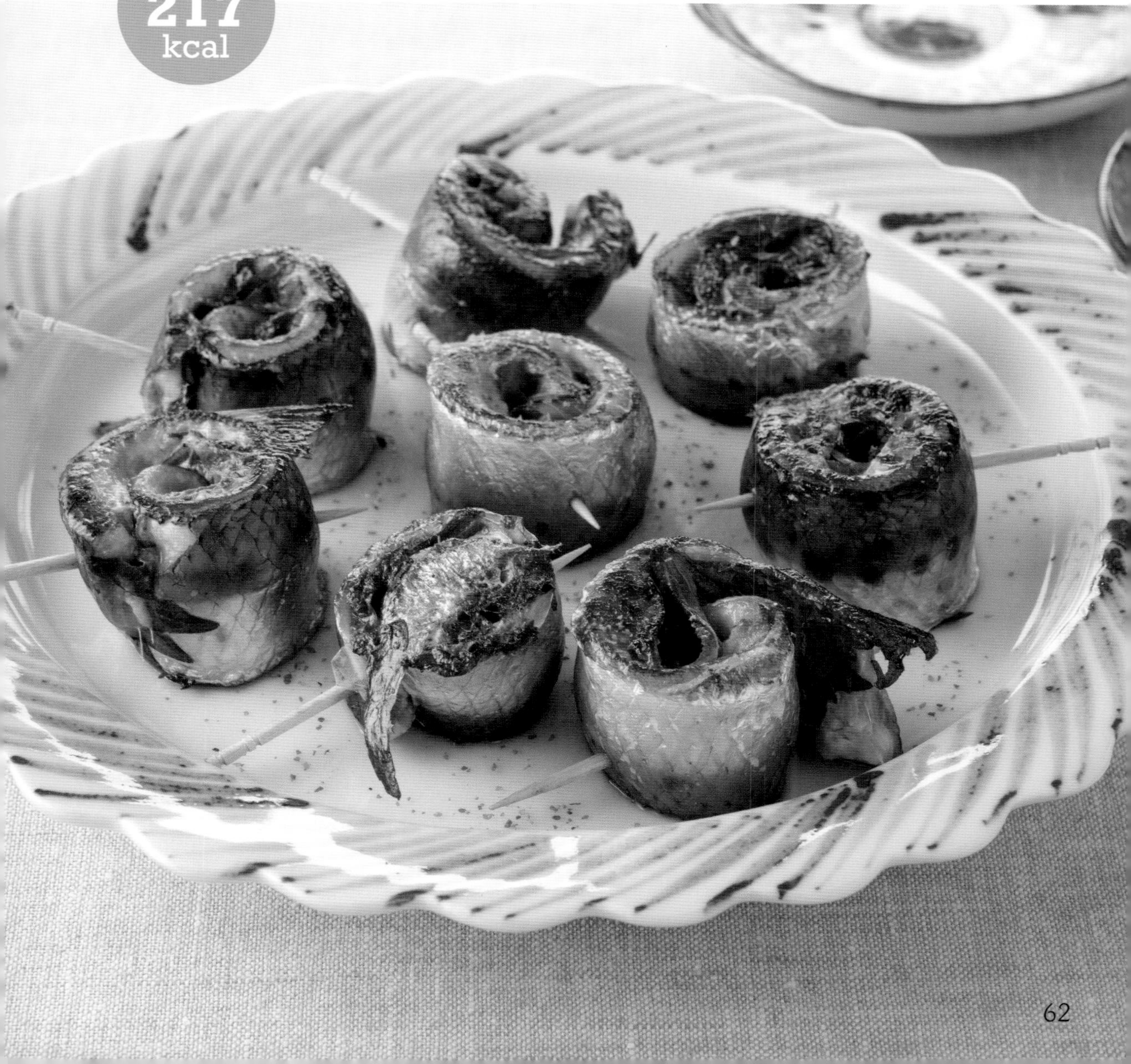

大根おろしでさっぱり食べられる

ブリのみぞれ煮

材料 (2人分)

ブリの切り身 ………… 2切れ (140g)
塩 ………… 小さじ1/4
片栗粉 ………… 大さじ1
ほうれん草 ………… 1/2束
赤唐辛子 (輪切り) ………… ひとつまみ
Ⓐ 水 ………… 1/2カップ
Ⓐ 酒 ………… 大さじ2
Ⓐ しょうゆ ………… 小さじ4
Ⓐ 砂糖 ………… 大さじ1
大根おろし ………… 1カップ

作り方

1 ブリに塩を振って10分ほどおく。出てきた水けをキッチンペーパーに挟んで取って、片栗粉をまぶす。

2 ほうれん草は、さっとゆでて食べやすい長さに切り、水けをしっかり絞る。

3 鍋に赤唐辛子とⒶを入れて火にかける。煮立ったら1のブリを加え、火が通るまで5〜6分煮る。大根おろしと2のほうれん草を加え、さらに1〜2分煮たら、煮汁ごと器によそう。

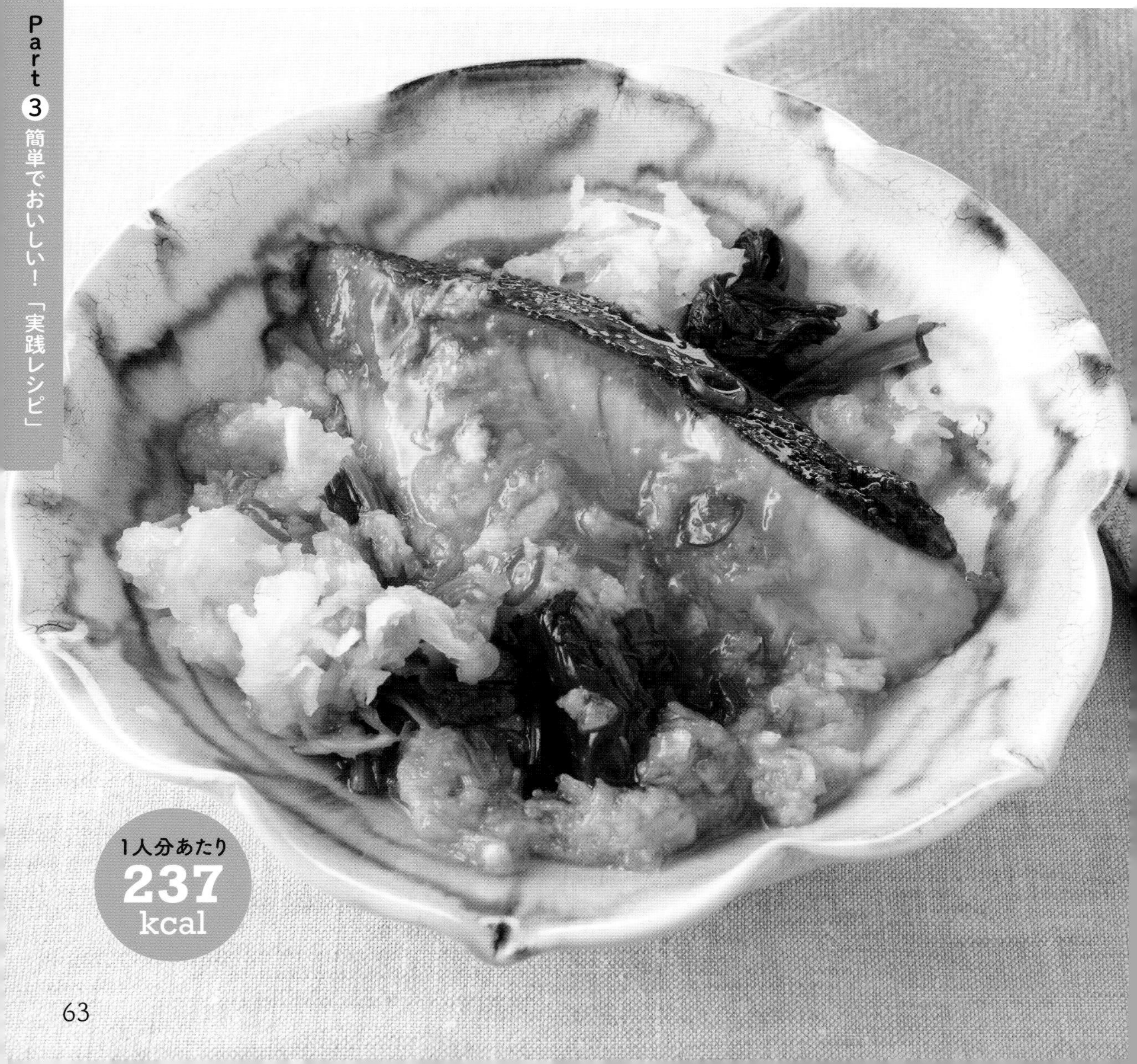

1人分あたり 237 kcal

ご飯にのせてお茶漬けにしても美味!

鯛のごまみそ煮

材料 (2人分)

	オクラ	小6本
	真鯛《まだい》の切り身(できれば骨つき)	2切れ
Ⓐ	煮干しだし	3/4 カップ
Ⓐ	酒	1/4 カップ
Ⓐ	みそ	大さじ1・1/2
Ⓐ	砂糖	大さじ1
Ⓐ	しょうゆ	小さじ1
Ⓐ	一味唐辛子	小さじ1/3
	すり白ごま	大さじ2

作り方

1 オクラはガクの周りをむき、さっとゆでておく。鯛はキッチンペーパーに挟んで余分な水けを取る。

2 鍋にⒶを入れて火にかける。煮立ったら1の鯛を入れて、アルミ箔《はく》などで落としブタをして7〜8分煮る。

3 落としブタを取り、煮汁を回しかけながら汁けがトロッとする程度に煮詰める。すり白ごまを加え、鍋をゆすって煮汁を絡める。器に盛り、1のオクラを添えて煮汁をかける。

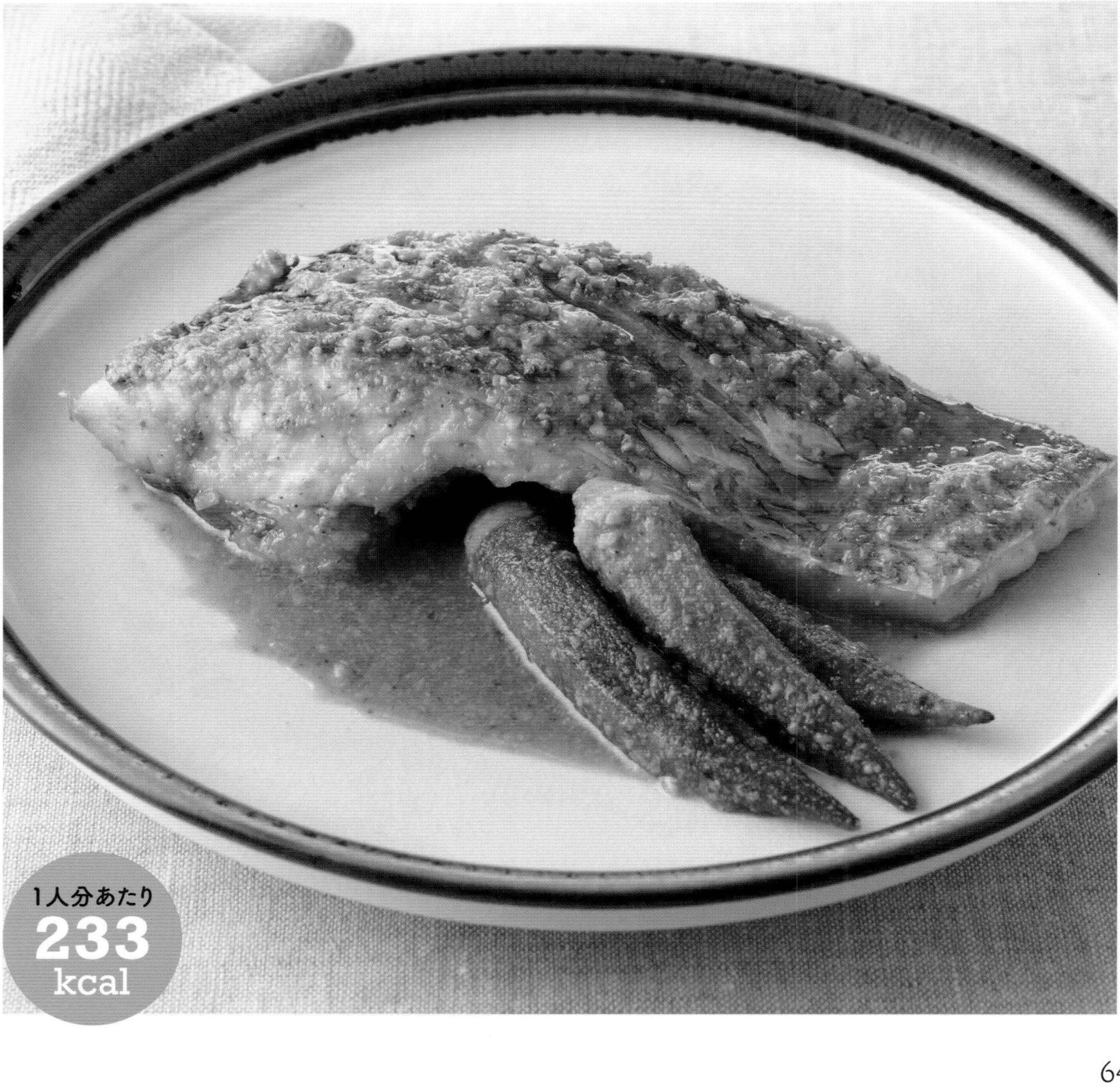

1人分あたり
233
kcal

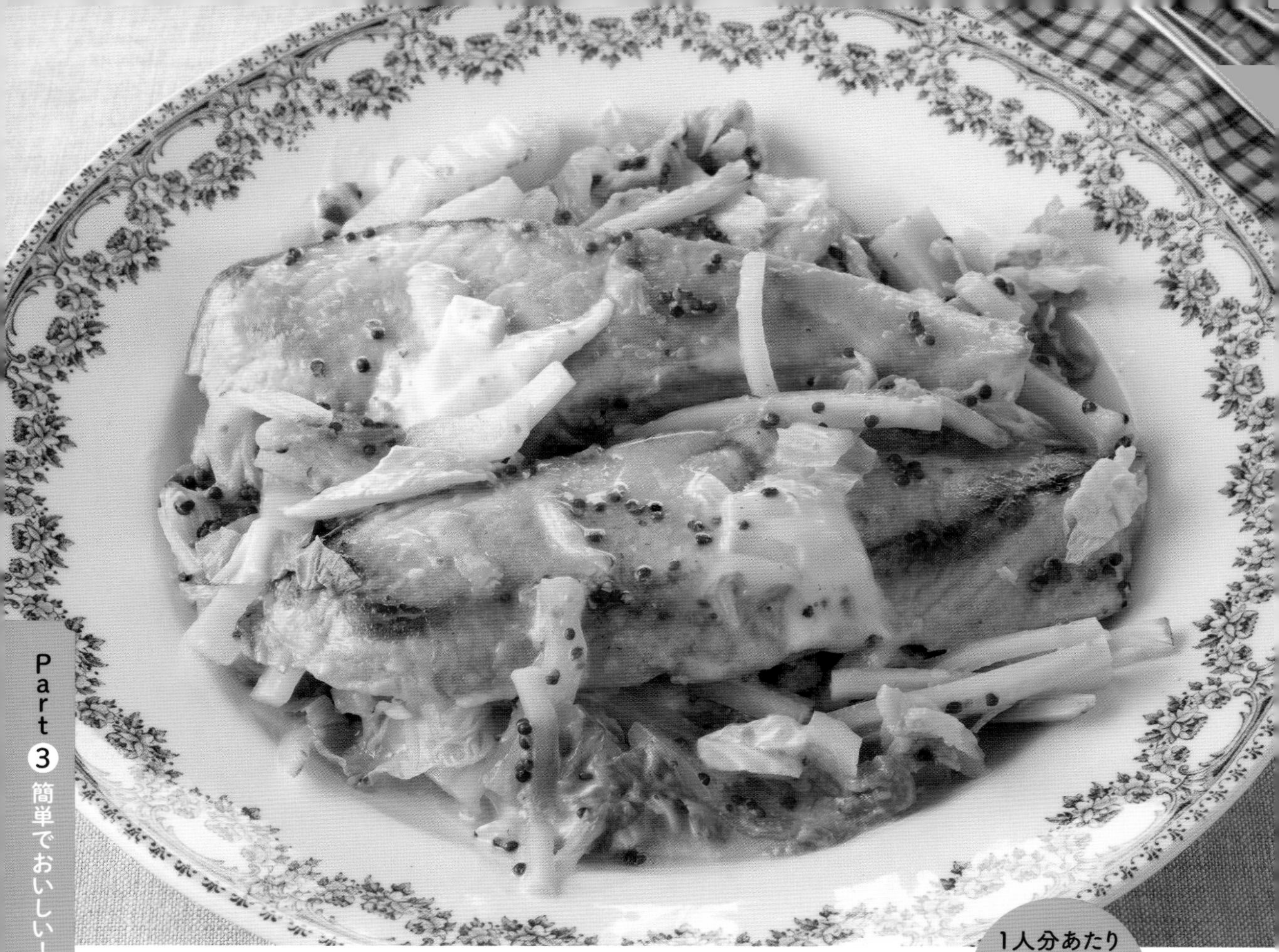

1人分あたり **278 kcal**

粒マスタードの刺激がアクセント

鮭のマスタードチーズ煮込み

材料（2人分）

- 生鮭の切り身 …… 2切れ（200g）
- 塩・こしょう（鮭用）…… 少々
- 米粉 …… 適量
- 白菜 …… 2枚
- Ⓐ
  - 水 …… 1/3カップ
  - 粒マスタード …… 大さじ1
  - 砂糖 …… 小さじ1
- オリーブ油 …… 大さじ1/2
- 白ワイン …… 大さじ2
- カマンベールチーズ …… 40g
- 塩・こしょう（仕上げ用）…… 少々

作り方

1 鮭はキッチンペーパーに挟んで余分な水けを取り、2〜3等分のそぎ切りにして、塩、こしょう、米粉をまぶす。白菜は縦半分に切ってから、横に細切りにする。

2 Ⓐは混ぜておく。

3 フライパンにオリーブ油を入れて熱し、1の鮭を並べ入れて両面をさっと焼き、白ワインを振り入れる。煮立ったら、鮭を端に寄せて空いたところに1の白菜を敷き詰め、2を回しかける。フタをして約5分蒸し煮にする。

4 白菜がしんなりしてきたらフタを取り、カマンベールチーズをちぎって散らす。鍋を大きく回し混ぜながら、鮭にチーズを絡め、さらに1〜2分、少しとろみがつく程度まで煮る。塩、こしょうで味を調えたら、器に盛る。

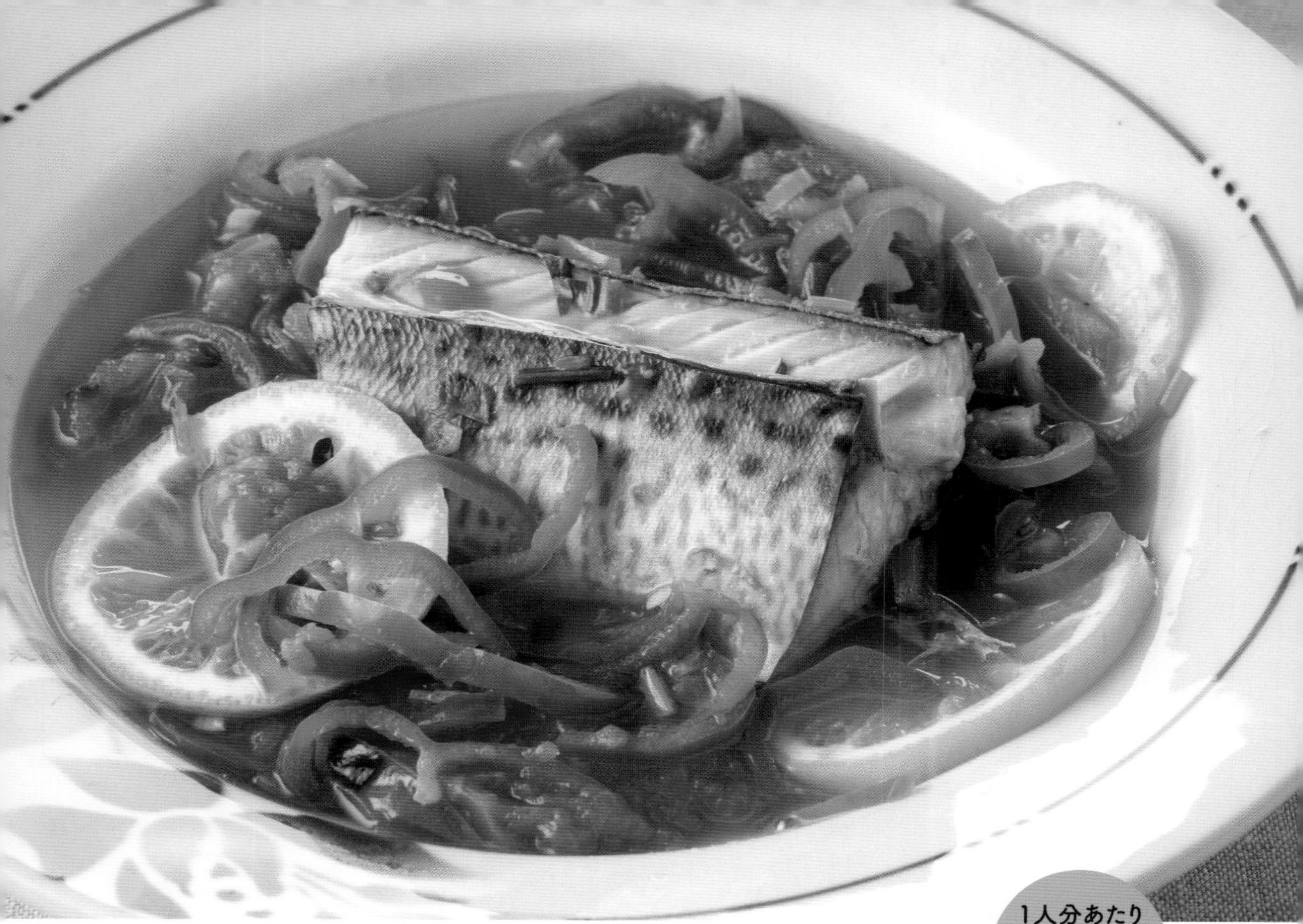

1人分あたり
312
kcal

まるで本格ベトナム料理

サバのエスニックレモンスープ煮

材料 (2人分)

サバの切り身……半身(200g)
塩・こしょう……少々
トマト……大1個
しょうが……1/2片
ピーマン……4個
パクチー……少々
オリーブ油……小さじ2
クミンシード……小さじ1/2
Ⓐ 水・白ワイン……各1/4カップ
Ⓐ レモン汁……大さじ1
Ⓐ ナンプラー・砂糖…各小さじ1
レモンの輪切り……6枚

作り方

1 サバはキッチンペーパーに挟んで余分な水けを取り、半分に切って塩、こしょうを振る。

2 トマトは薄い半月切りにする。しょうがは薄切りにする。ピーマンは縦半分に切ってから薄切りにする。パクチーは葉と茎に分けて、それぞれ小さく刻む。

3 深めのフライパンにオリーブ油とクミンシードを入れて弱火にかける。クミンシードがはじけてきたら、1を皮を上にして並べてさっと焼き、焼き色がついたら火を止め、一度取り出す。

4 同じフライパンに2のパクチーの茎を散らし、2のトマトとしょうがを敷き詰め、3のサバを並べ入れる。さらにⒶを加え、フタをして弱めの中火で煮込む。サバに火が通ってきたら、2のピーマンを散らしてレモンをのせ、再度フタをして2～3分蒸らす。器に盛り、2のパクチーの葉を散らす。

切って、のせて、焼くだけ!

焼きチーズ豆腐

材料（2人分）

木綿豆腐	1丁（300g）
みそ・砂糖	各大さじ1
サバ缶（水煮）	1缶（190g）
トマト	1個
カマンベールチーズ	1/2個
パセリ	適宜

作り方

1 木綿豆腐は水きりをし、半分に切ってから耐熱容器に入れる。

2 ボウルにみそ、砂糖を入れてよく混ぜたら、サバ缶の中身を汁ごと加えて軽く混ぜる。

3 トマトは薄い半月切りにする。カマンベールチーズは6～8等分に切る。

4 1の上に3のトマトを等分にのせる。その上に2と、さらに3のカマンベールチーズものせ、オーブントースターで約10～15分チーズが溶けるまで焼く（電子レンジの場合は、ラップをふんわりかけて5～6分加熱）。お好みで刻んだパセリを散らす。

1人分あたり
390 kcal

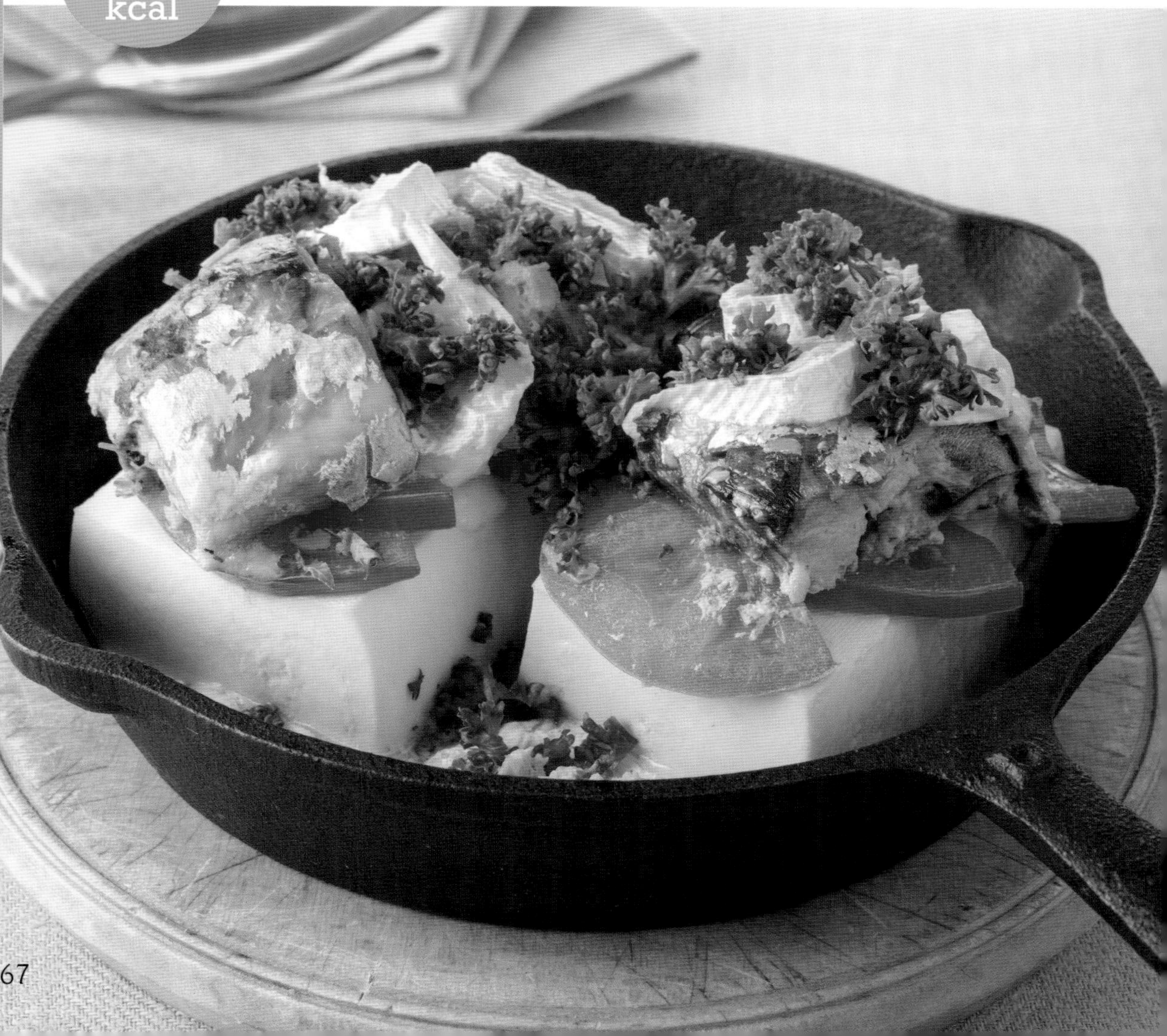

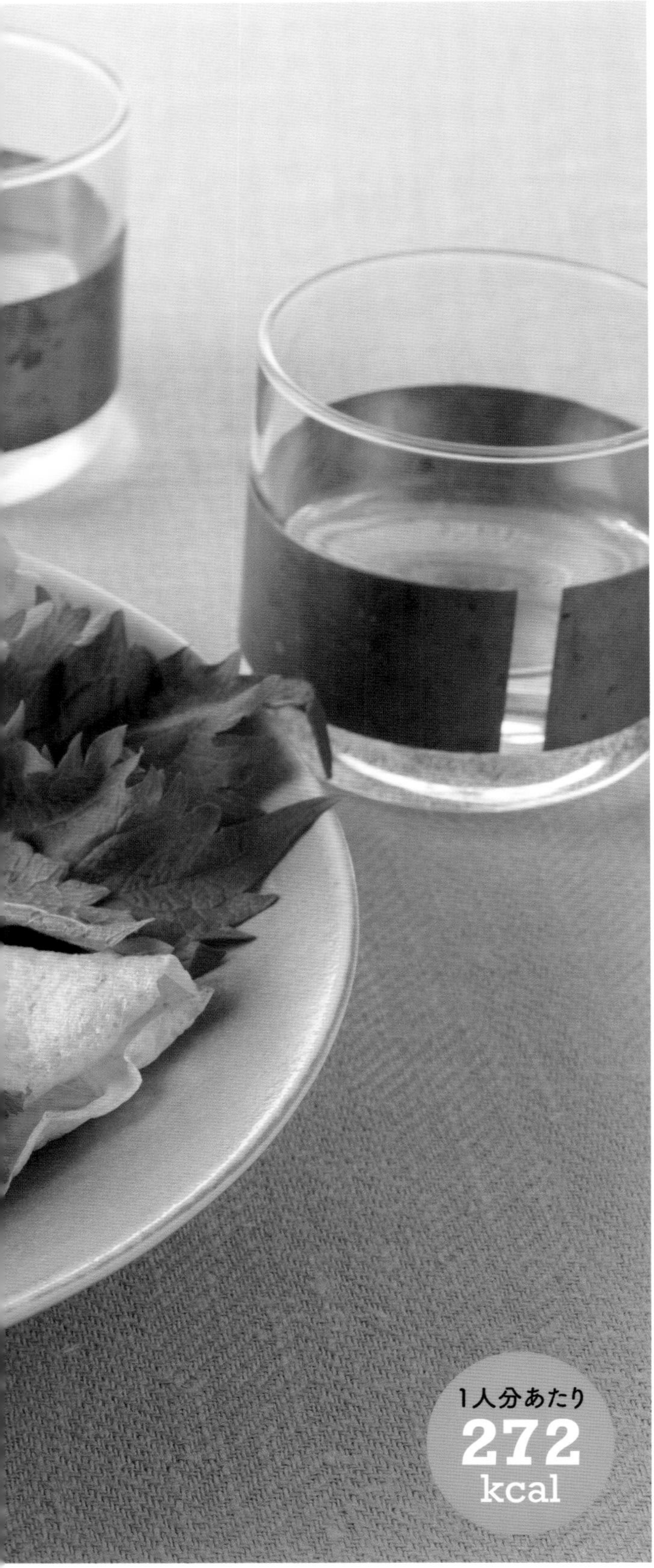

ベトナム風お好み焼き

卵で作る バインセオ風

材料（2人分）

パクチー		2枝
むきえび		80g
オイスターソース		小さじ1
こしょう		少々
卵		3個
Ⓐ	水	1/4カップ
	米粉	大さじ2
	ターメリックパウダー	小さじ1/4
	塩	少々
オリーブ油		小さじ4
もやし		1/2袋
サニーレタス		4～5枚
しその葉・ミント		各適量
Ⓑ	ナンプラー・レモン汁	各小さじ2
	砂糖	小さじ1
	赤唐辛子（輪切り）	1/2本

作り方

1 パクチーは葉を摘み、茎は粗く刻む。むきえびは背中から縦に切れ目を入れて背ワタを取り、オイスターソースとこしょうをもみ込む。

2 溶きほぐした卵にⒶを加えて混ぜておく。

3 フライパンにオリーブ油（小さじ2）を強めの中火で熱し、1のえびとパクチーの茎、もやしを加えて炒める。もやしがしんなりしたら火を止め、器にとり、1のパクチーの葉を混ぜておく。

4 フライパンをさっと拭き、オリーブ油（小さじ1）を熱し、2の卵液の半量を流し入れる。半熟状に固まったら弱火にし、3を半量のせ、半分に折りたたみ、器に盛る。同様にして残りも作る。

5 ちぎったサニーレタス、しその葉、ミントを盛り合わせる。Ⓑを混ぜてたれを作り、かけて食べる。

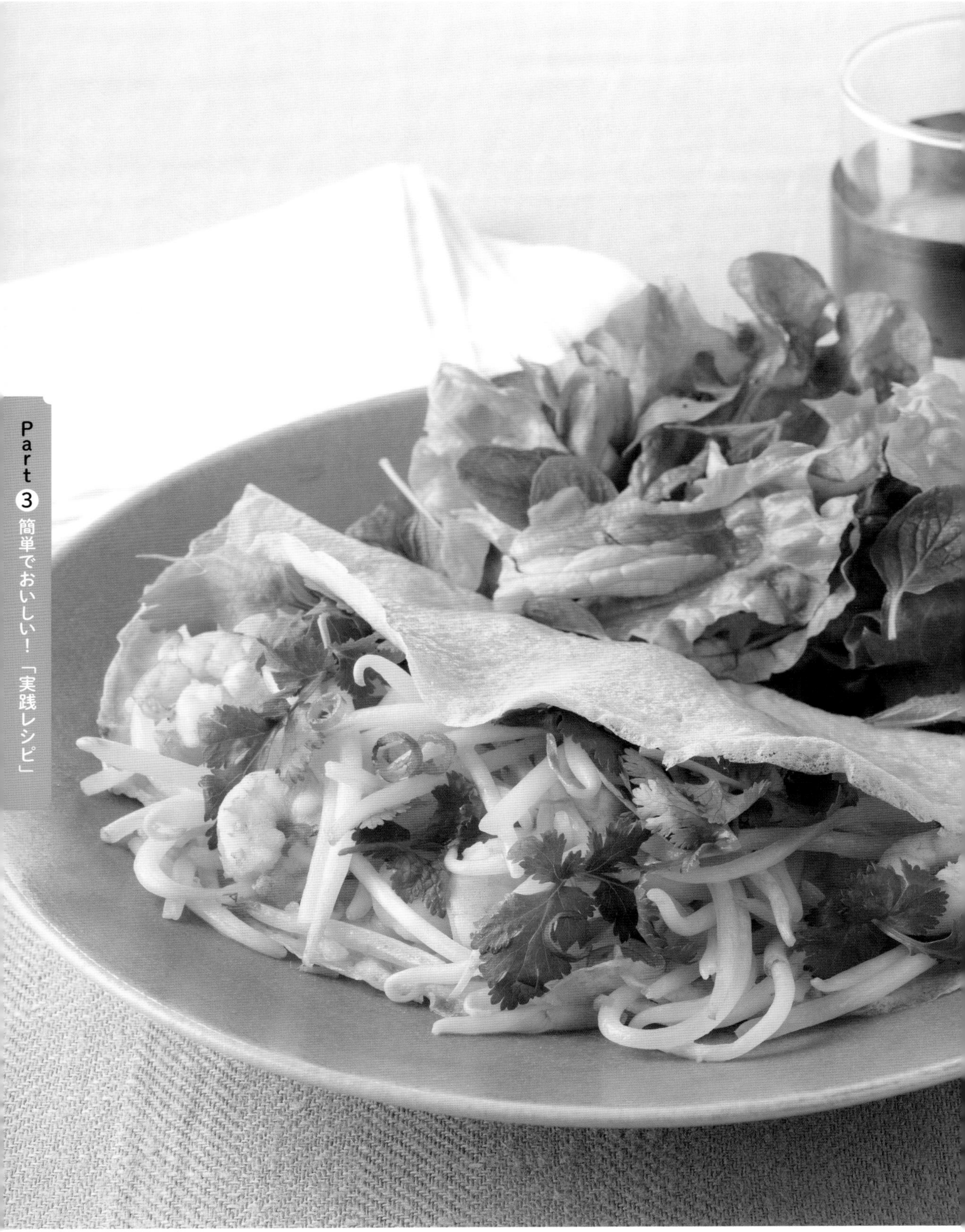

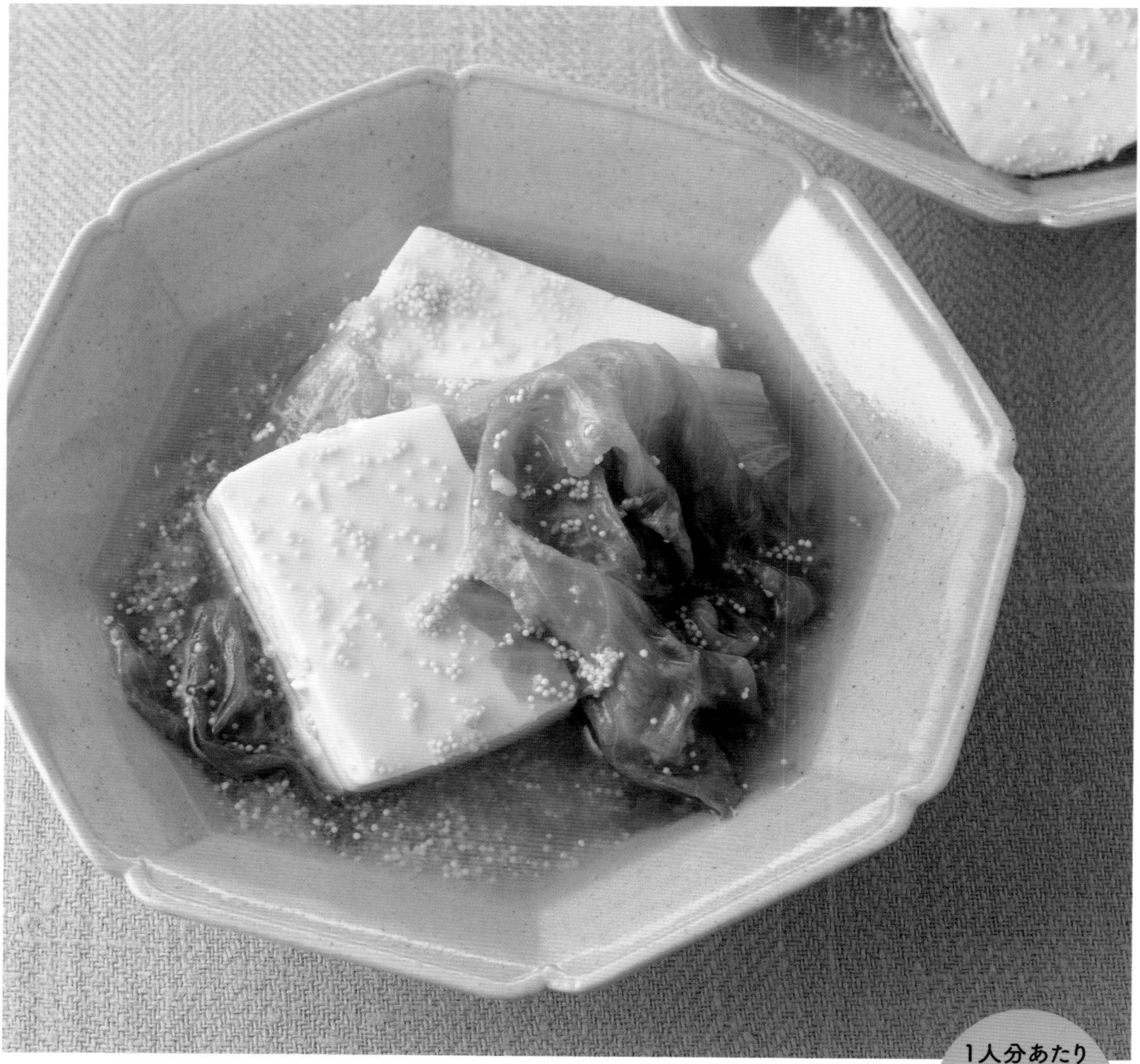

1人分あたり
146
kcal

身も心もほっと温まります

豆腐とレタスのたらこ煮

材料 (2人分)

木綿豆腐……………小1丁（200g）
たらこ……………1/2腹（60g）
レタス……………4～5枚
煮干しだし……………1カップ
Ⓐ 酒……………大さじ1
Ⓐ しょうゆ・ごま油……………各小さじ1/2
Ⓐ 塩（できれば藻塩）……………小さじ1/4～1/3
水溶き片栗粉……（片栗粉…小さじ2、水…小さじ4）

作り方

1 木綿豆腐は4～6等分に切る。たらこは縦に切り目を入れて中身をしごき出す。レタスはひと口大にちぎる。

2 鍋に煮干しだしを入れて火にかけ、煮立ったら、1のたらこを加えてほぐす。たらこの色が変わってきたら、Ⓐを加えて混ぜ、1の豆腐とレタスを入れて、弱めの中火で約2～3分煮る。水溶き片栗粉を加え、とろみがついたら器に盛る。

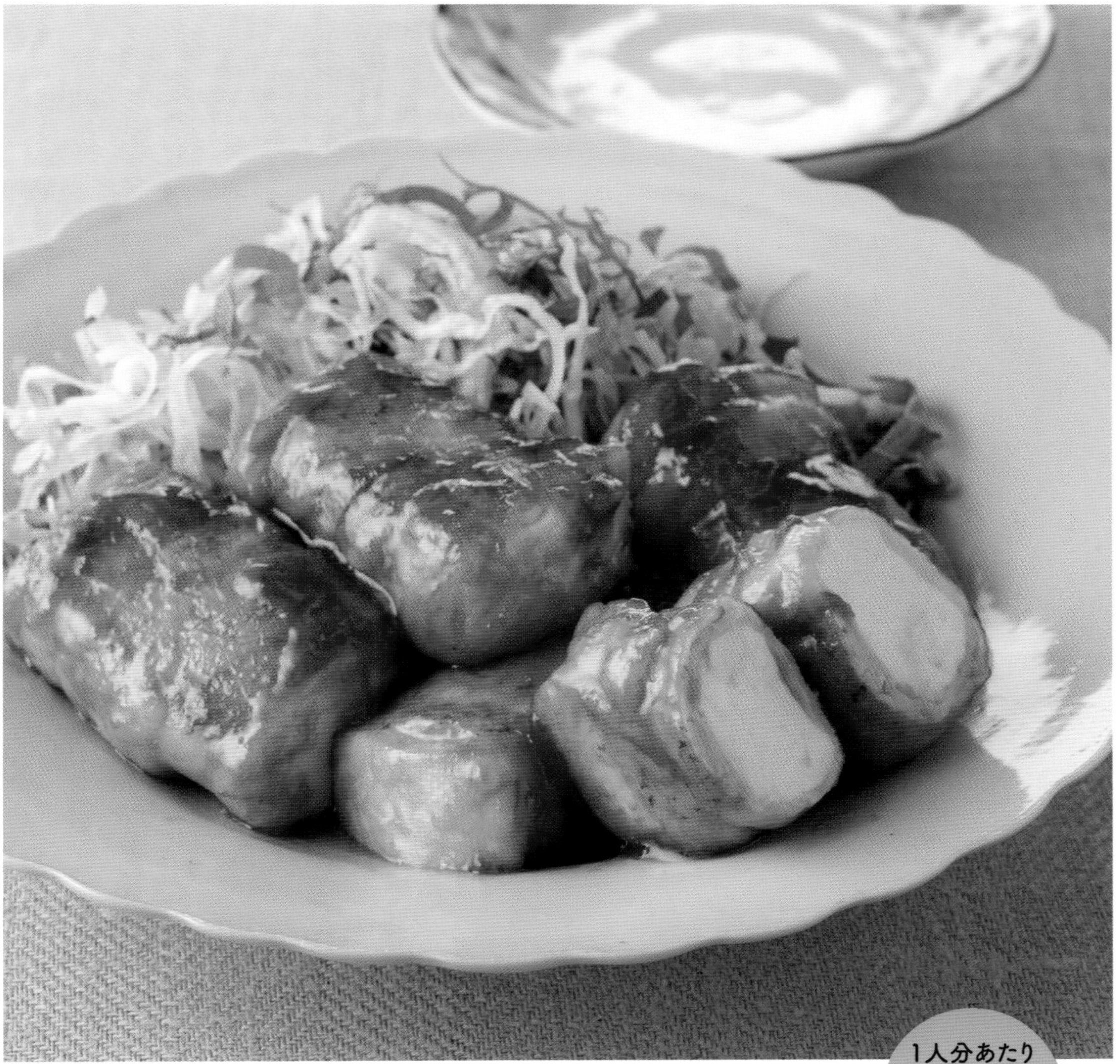

1人分あたり
325 kcal

豚のしょうが焼きが、グンとボリュームアップ!

肉巻き豆腐のしょうが焼き

材料 (2人分)

木綿豆腐 …… 小1丁 (200g)
レタス …… 4～5枚
しその葉 …… 6枚
Ⓐ 酒 …… 大さじ2
Ⓐ しょうゆ・砂糖 …… 各大さじ1・1/2
Ⓐ おろししょうが …… 1片分
豚しゃぶしゃぶ用肉 …… 6枚
塩 …… 少々
片栗粉 …… 適量
ごま油 …… 大さじ1/2

作り方

1 木綿豆腐は水きりをし、6等分に切る。

2 レタスとしその葉はせん切りにして混ぜておく。

3 Ⓐは混ぜておく。

4 豚肉を広げて塩を振り、1の木綿豆腐をのせて1個ずつ巻き、片栗粉をまぶす。

5 フライパンにごま油を熱し、4を並べ入れて焼く。全体に焼き色がついたら、3を加え、上下に返して煮詰めながら汁けを絡ませる。器に盛り、2を添える。

副菜&汁物レシピ

栄養たっぷりで腸も大喜び！
副菜と汁物のレシピを27品ご紹介します。

トマトが崩れないようにざっくり混ぜるのがポイント

トマトのごま和え

材料 (2人分)

トマト……大1個
Ⓐ すり白ごま……大さじ1・1/2
Ⓐ 砂糖・しょうゆ…各小さじ1
Ⓐ 塩……少々
しその葉……2枚

作り方

1 トマトはひと口大の乱切りにする。

2 ボウルにⒶを入れて混ぜる。1のトマト、手でちぎったしその葉を加え、和えたら、器に盛る。

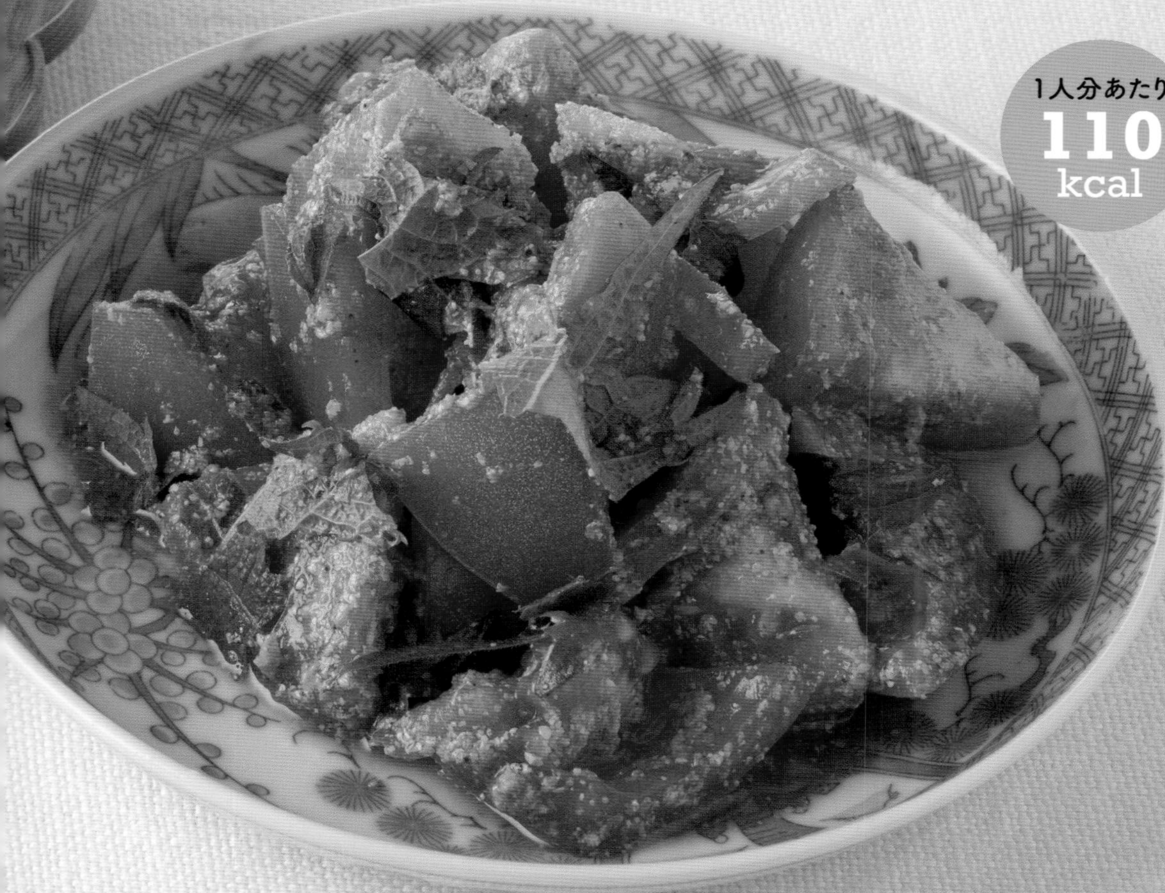

1人分あたり
110
kcal

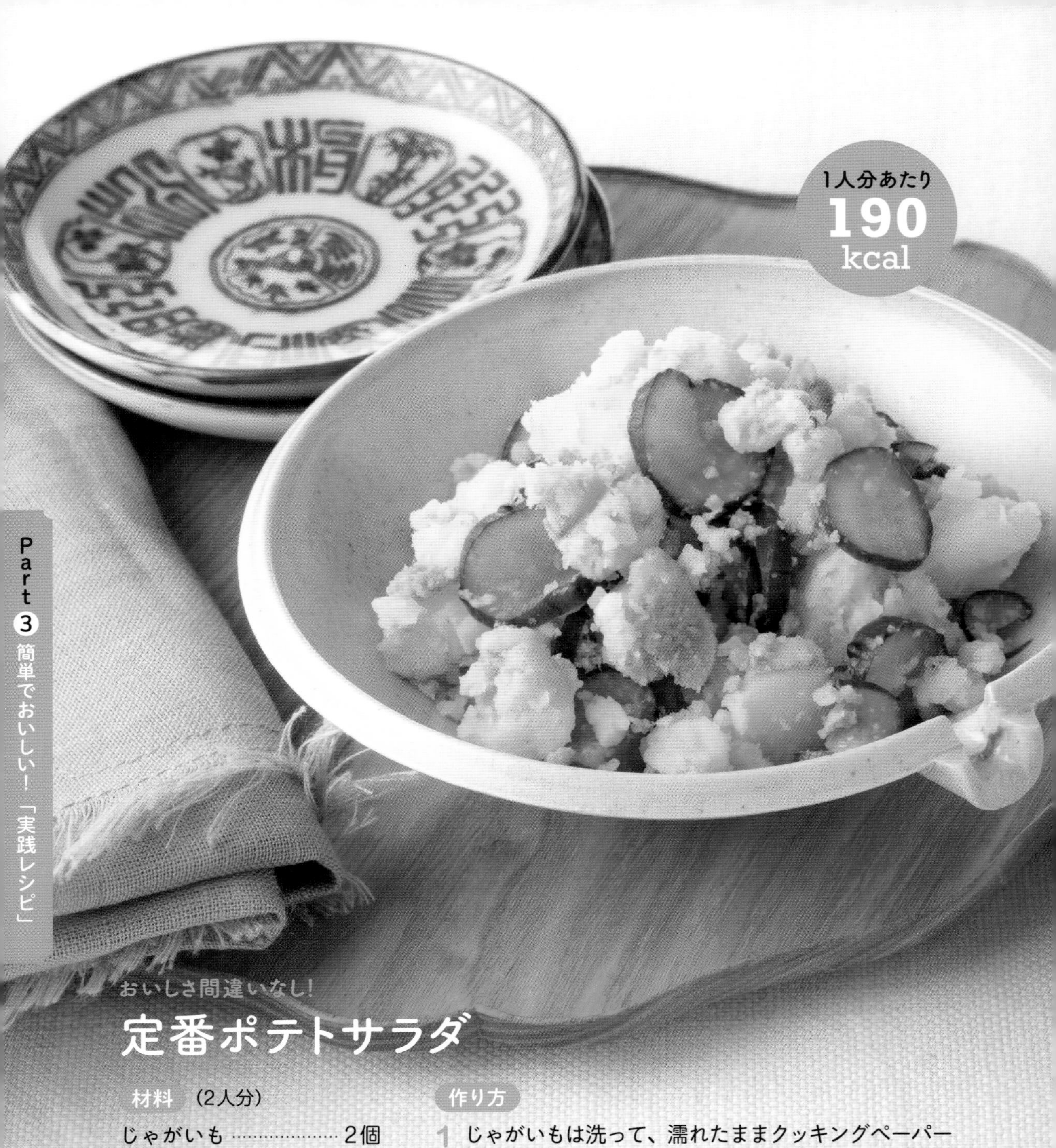

1人分あたり
190 kcal

おいしさ間違いなし!

定番ポテトサラダ

材料　(2人分)

じゃがいも		2個
きゅうり		1本
Ⓐ	マヨネーズ	小さじ4
Ⓐ	マスタード	小さじ1
Ⓐ	砂糖	小さじ1/2
鮭フレーク		50 g
塩・こしょう		少々

作り方

1 じゃがいもは洗って、濡れたままクッキングペーパーで1個ずつ包む。さらにラップで包み、電子レンジで3分加熱し、裏に返してさらに3分加熱する。

2 きゅうりは薄い輪切りにする。

3 ボウルにⒶの材料を入れて混ぜておく。

4 1のじゃがいもの粗熱が取れたら皮をむき、3のボウルに入れて、フォークなどで粗く崩しながら混ぜる。2のきゅうり、鮭フレークを加えてなじむまで混ぜる。塩、こしょうで味を調えたら器に盛る。

ジャコとごま油の風味が香る一品

じゃがいも＆にんじんのジャコきんぴら

材料 (2人分)

にんじん	1/2本
じゃがいも	1個
ごま油	大さじ1/2
チリメンジャコ	8g
水	大さじ2〜3
赤唐辛子 (輪切り)	1/2本
Ⓐ 砂糖・酒	各小さじ2
Ⓐ しょうゆ	大さじ1/2

1人分あたり
113
kcal

作り方

1 にんじんは細切りにする。

2 じゃがいもは皮をむいて細切りにする。水にさらしてザルにあげ、再度水にさらしザルにあげて、水けをしっかりときる。

3 フライパンにごま油とチリメンジャコを入れて火にかける。チリメンジャコがパチパチとはじけてきたら、1のにんじん、2のじゃがいもを順に加えて炒める。水と赤唐辛子を加えて煮立ったら、Ⓐを加える。汁けがなくなるまで炒めたら、器に盛る。

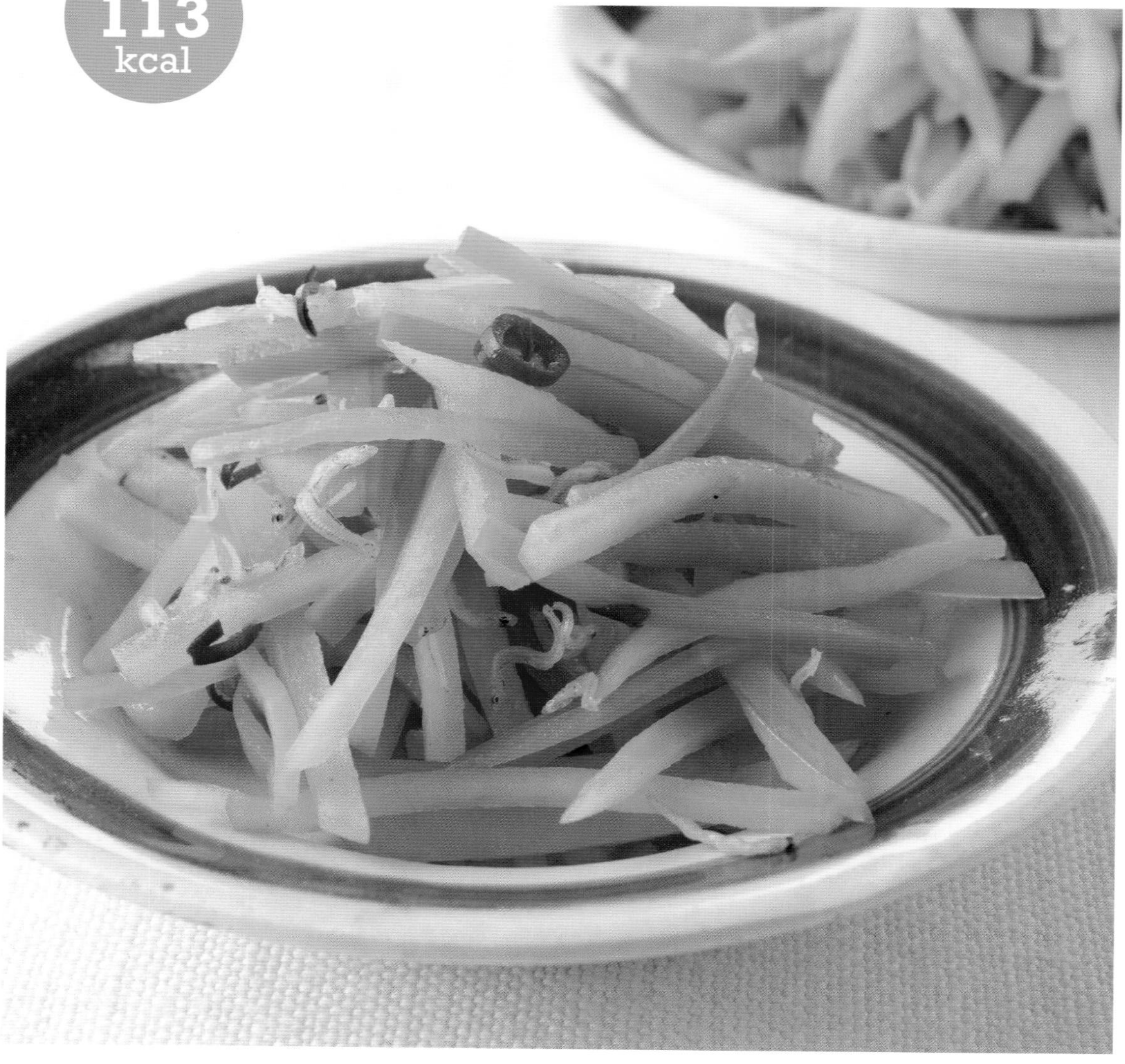

甘酸っぱさがクセになる

じゃがいもとピーマンのごま酢和え

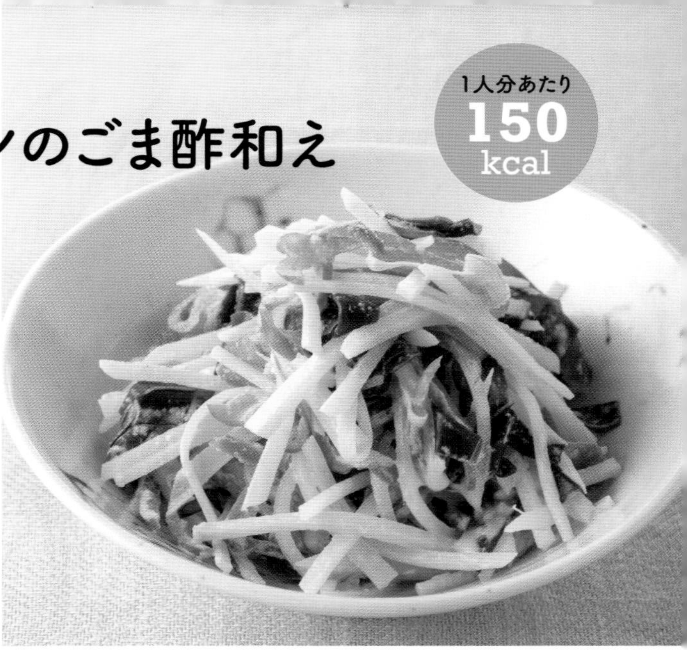
1人分あたり
150
kcal

材料（2人分）

じゃがいも		1個
ピーマン		2個
塩蔵わかめ		40g
Ⓐ	すり白ごま	大さじ1・1/2
Ⓐ	砂糖・しょうゆ	各大さじ1/2
Ⓐ	酢	小さじ2

作り方

1 じゃがいもはせん切りにする。ピーマンは縦の細切りにする。わかめはよく水洗いして、食べやすい大きさに切る。

2 鍋にたっぷりの湯を沸かして、1のじゃがいもを入れて2～3分ゆでる。さらに1のピーマンも入れて、1分ほどいっしょにゆでたら、ザルにあげて水けをきる。

3 ボウルにⒶを入れて混ぜ、2のじゃがいもとピーマン、1のわかめを加えて和えたら、器に盛る。

レンジで簡単調理！ お弁当のおかずにもおすすめ！

小松菜とベーコンのレンジ蒸し

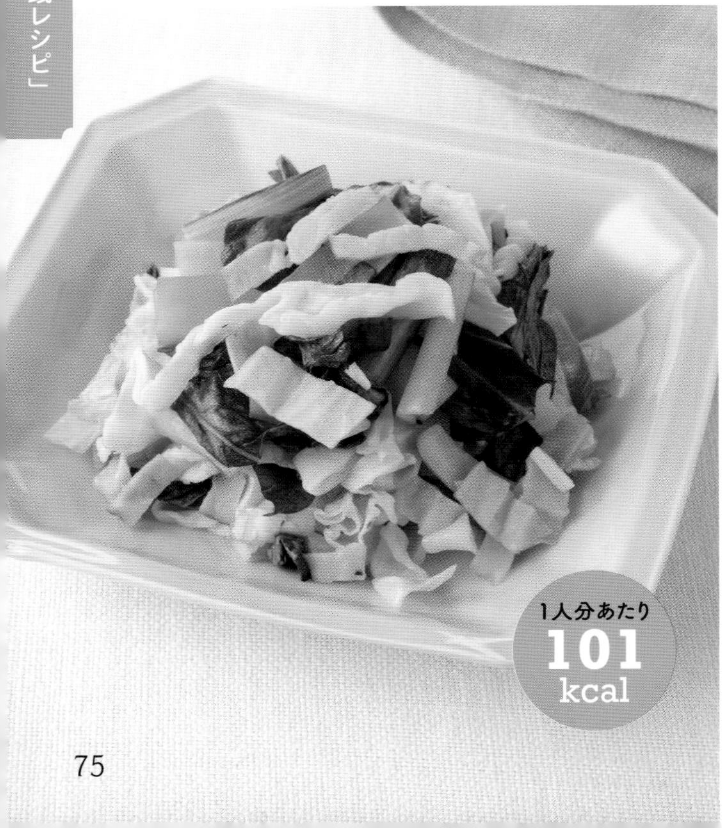
1人分あたり
101
kcal

材料（2人分）

小松菜	1/2束
キャベツ	2枚
ベーコン	2枚
塩	小さじ1/3
こしょう	少々
しょうゆ	小さじ1

作り方

1 小松菜は3cm長さに切る。キャベツは芯を取って半分に切り、細切りにする。

2 ベーコンは細切りにする。

3 1の小松菜とキャベツに塩、こしょうをまぶしてから耐熱ボウルに入れる。さらに、2を散らし、しょうゆを回し入れる。ラップをふんわりとかけて、電子レンジで2分加熱する。上下をよく混ぜたら、器に盛る。

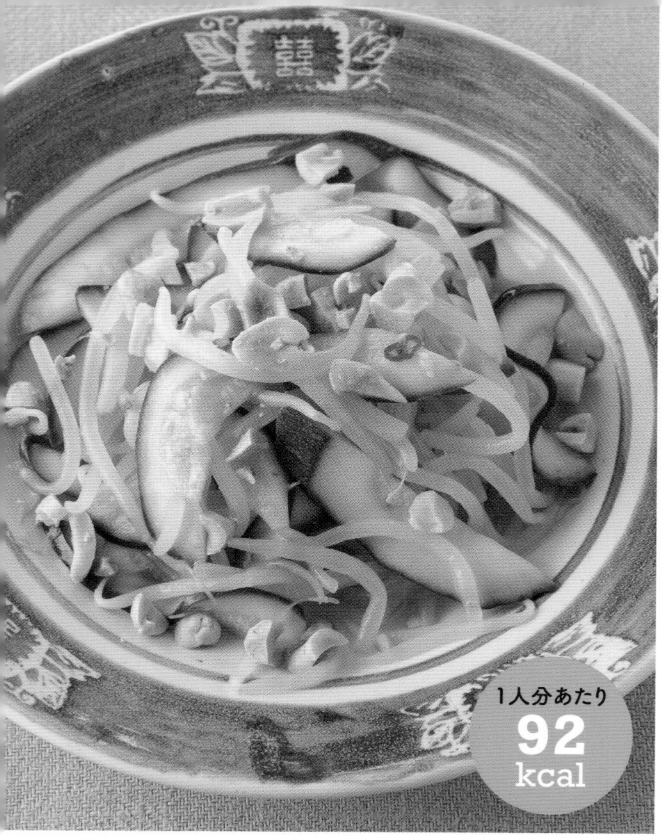

1人分あたり
92
kcal

シャキシャキおいしいタイ料理風サラダ

もやしのソムタム

材料 （2人分）

- ズッキーニ ………… 1/2本
- ピーナッツ ………… 20g
- もやし ………… 小1袋（150g）
- Ⓐ ナンプラー ………… 大さじ1
- Ⓐ レモン汁 ………… 大さじ1
- Ⓐ 砂糖 ………… 小さじ1
- Ⓐ 赤唐辛子（輪切り） ………… 1本

作り方

1 ズッキーニは縦半分に切り、斜め薄切りにする。ピーナッツは粗く刻む。

2 鍋にたっぷりの湯を沸かし、もやしと1のズッキーニを入れて、さっとゆでる。ザルにあげて、水けを絞る。

3 ボウルにⒶを入れて混ぜる。2を加えて、なじませるようにもみ混ぜたら、器に盛り、1のピーナッツを散らす。

ヘルシーな本格中華風サラダ

もやしと春雨のもずく酢サラダ

1人分あたり
140
kcal

材料 （2人分）

- 緑豆春雨（乾） ………… 15g
- もやし ………… 1/2袋
- きゅうり ………… 1本
- ハム ………… 2枚
- 生もずく ………… 60g
- Ⓐ いり白ごま・しょうゆ・酢・砂糖 ………… 各小さじ2
- Ⓐ ごま油 ………… 小さじ1
- Ⓐ ラー油 ………… 少量

作り方

1 鍋にたっぷりの湯を沸かす。ザルに春雨を入れて、袋の表示どおりの時間、ザルごとゆでる。ザルをあげて、春雨をさっと洗って水けをきる。同じ湯に、もやしを入れてさっとゆで、水けをきる。

2 きゅうりは斜め薄切りにしてから細切りにする。ハムも同様に細切りにする。もずくはよく洗ってから、湯を回しかけて、水けをきり、食べやすい長さに切る。

3 ボウルにⒶを入れて、1の春雨ともやし、2をすべて加えて混ぜ、器に盛る。

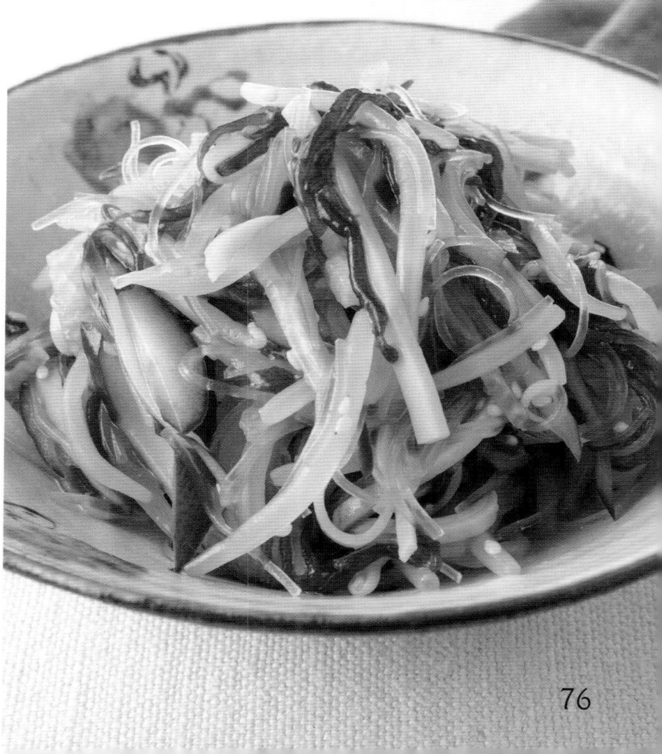

インド風の野菜の炒め煮

かぼちゃのサブジ

材料（2人分）

かぼちゃ	150g
トマト	1個
オリーブ油	小さじ2
クミンシード	小さじ1/3
カレー粉	小さじ1/2
塩	小さじ1/4

作り方

1 かぼちゃはラップで包み、電子レンジで1分加熱し、ひと口大のくし形に切る。トマトは1cm角程度に切る。

2 フライパンにオリーブ油とクミンシードを入れて火にかける。クミンシードがはじけてきたら、1のトマト、カレー粉、塩を入れてトマトが崩れるまで、ときどき混ぜながら炒める。1のかぼちゃを加えたら、フタをして弱火にし、3〜4分煮る。かぼちゃに火が通ったらフタを取り、汁けを飛ばすようにして炒めて、器に盛る。

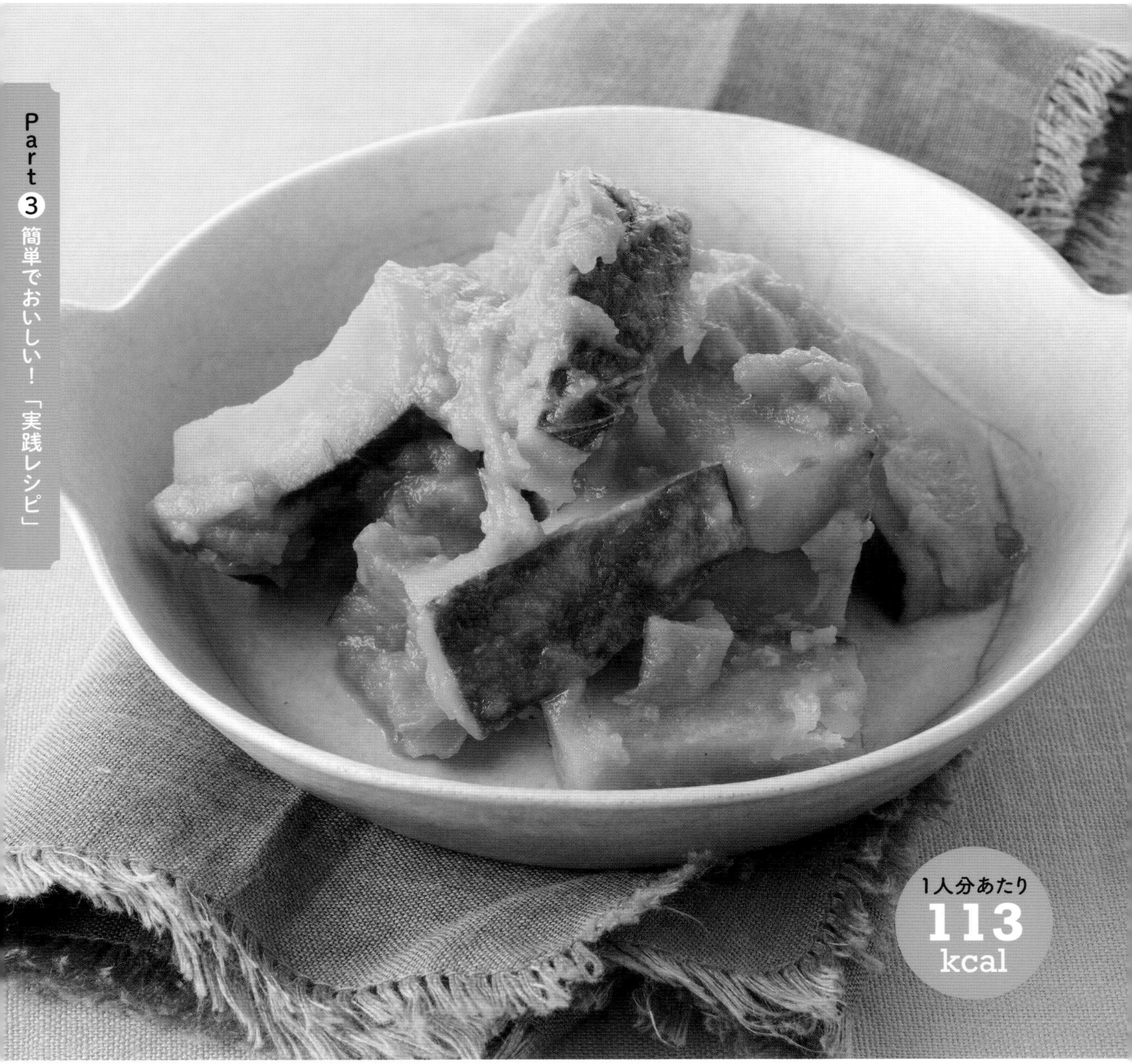

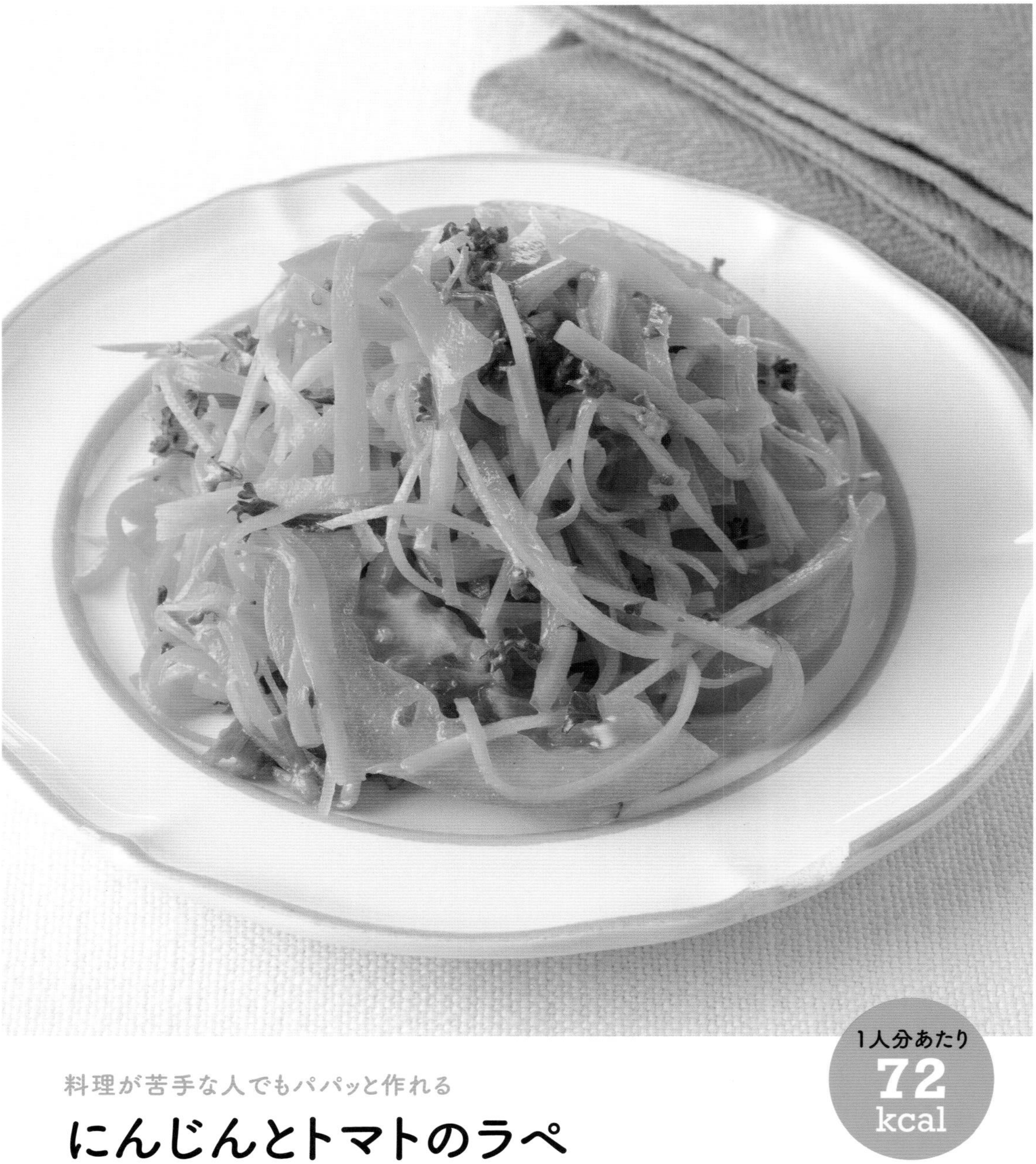

1人分あたり
72
kcal

料理が苦手な人でもパパッと作れる

にんじんとトマトのラペ

材料 (2人分)

にんじん……1/2本
塩……小さじ1/3
トマト……1個
Ⓐ 白ワインビネガー・マスタード……各大さじ1
Ⓐ オリーブ油・砂糖……各小さじ1
パセリ（みじん切り）……大さじ1
塩・こしょう……少々

作り方

1 にんじんはせん切りにし、ボウルに入れる。塩を入れてもみ込み、しんなりしたら水けを絞る。

2 トマトはくし形に切る。

3 ボウルにⒶを入れて混ぜ、1とパセリを加えて混ぜる。なじんだら2を加え、さっくり混ぜる。塩、こしょうで味を調えて、器に盛る。

チーズを入れることでコクがアップ！

きゅうりとにんじんの洋風白和え

1人分あたり
108
kcal

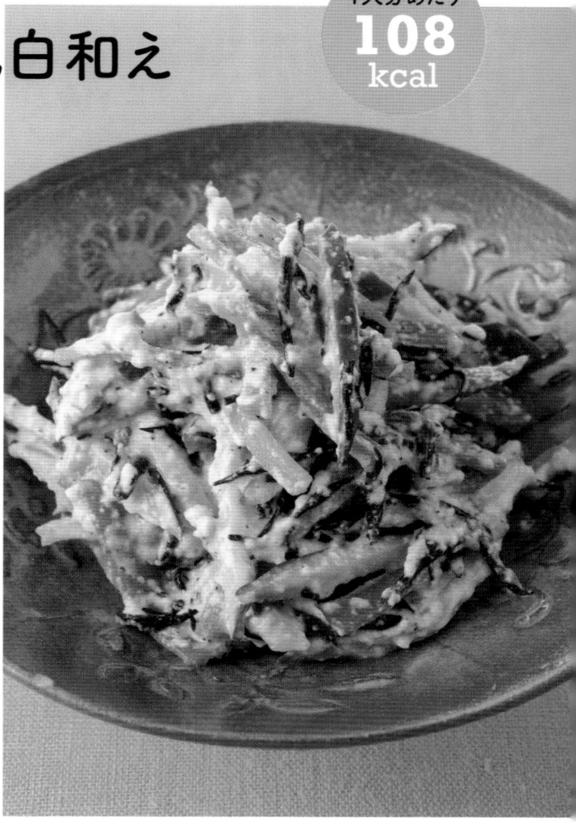

材料 （2人分）

にんじん ………… 1/2本
きゅうり ………… 1本
塩 ………… 小さじ1/3
Ⓐ 煮干しだし ………… 1/4カップ
　しょうゆ・砂糖 ………… 各小さじ1
ひじき（戻したもの） ………… 50g
木綿豆腐 ………… 100g
Ⓑ すり白ごま・粉チーズ ………… 各大さじ1
　砂糖 ………… 小さじ1
　しょうゆ ………… 小さじ1/2

作り方

1 にんじんは細切りにする。きゅうりは細切りにして、塩を振り、水けが出たらしっかりと絞る。

2 小鍋にⒶを入れて火にかける。煮立ったら、1のにんじん、ひじきを加え、汁けがなくなるまで煮る。

3 ボウルに軽く水けを切った木綿豆腐とⒷを入れ、滑らかになるまで混ぜる。さらに、1のきゅうりと2を加えて和えたら、器に盛る。

極上のおつまみが簡単に作れる

きゅうりと大根、カマンベールチーズのしょうゆ漬け

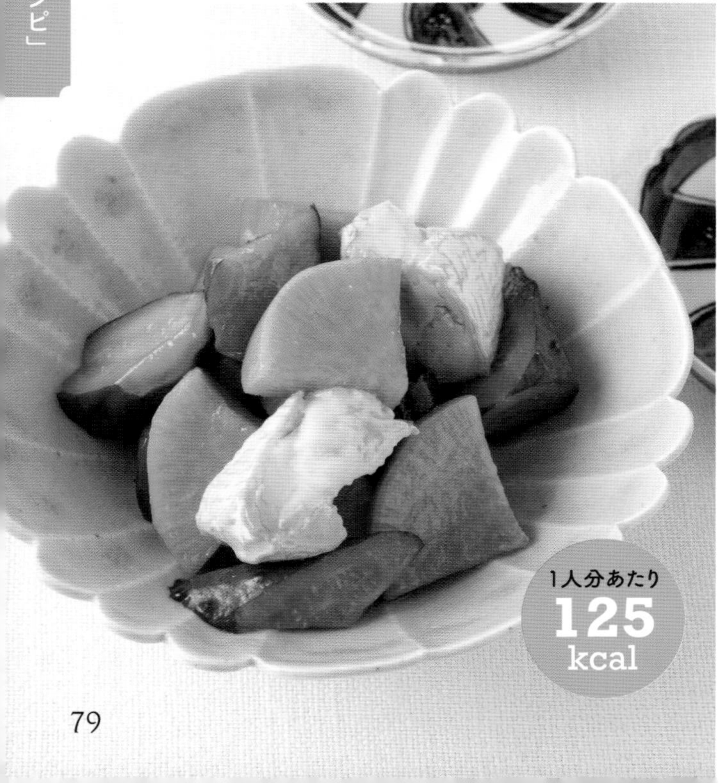

1人分あたり
125
kcal

材料 （2人分）

きゅうり ………… 1本
大根 ………… 2cm
カマンベールチーズ（カットタイプ） ………… 4個
Ⓐ しょうゆ ………… 大さじ2
　ごま油・酢 ………… 各小さじ2

作り方

1 きゅうりはひと口大の乱切りにする。大根は1cm厚さのいちょう切りにする。

2 ポリ袋にカマンベールチーズと1をすべて入れて、Ⓐを加え、空気を抜いて口を閉じ、半日漬ける。

3 汁けをきって、器に盛る。カマンベールチーズは大きければ半分に切ってから、いっしょに盛り合わせる。

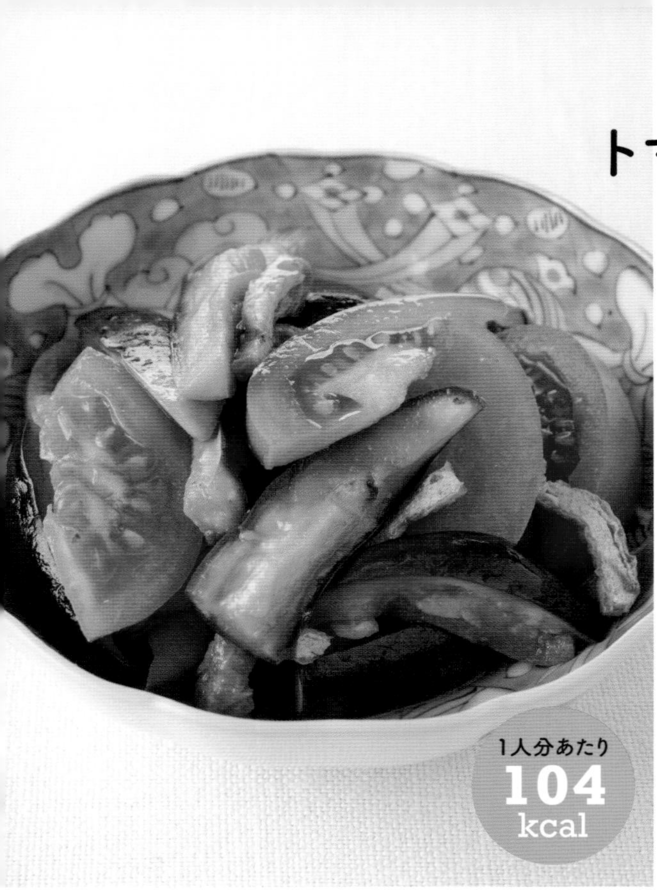

1人分あたり
104
kcal

最後にしその葉を散らしても美味！

トマトとなすの和風マリネ

材料（2人分）

なす………………………………………2本
ごま油………………………………大さじ1/2
トマト……………………………………1個
油揚げ…………………………………1/2枚
Ⓐ 煮干しだし…………………………大さじ1
　しょうゆ・酢…………………各小さじ2
　砂糖・おろししょうが………各小さじ1

作り方

1 なすは長さを半分に切ってから縦6等分に切り、ポリ袋に入れ、ごま油を回し入れて振りながら全体に油をまぶす。トマトはくし形に切る。油揚げは細切りにする。

2 ボウルにⒶを入れて混ぜておく。

3 大きめのフライパンに1のなすと油揚げを入れて火にかける。塩（分量外）を少し振り、フタをして2分ほど加熱し、火を通す。熱いうちに2に入れて、味をなじませる。粗熱が取れたら1のトマトを加え、汁ごと器に盛る。

火を使わずに作れる簡単な副菜

トマトとわかめ、崩し豆腐のおかか和え

材料（2人分）

ミニトマト………………………………10個
木綿豆腐…………………………………100g
塩蔵わかめ…………………………………60g
Ⓐ しょうゆ…………………………小さじ2
　砂糖・マヨネーズ………………各小さじ1
かつお節……………………………1パック

作り方

1 ミニトマトは半分に切る。木綿豆腐は手で粗く崩し、ザルにのせて水けをきる。わかめはよく水洗いして、食べやすい大きさに切る。

2 ボウルにⒶを入れて混ぜ、1を加えて全体を大きく混ぜる。最後にかつお節を加えて軽く混ぜたら、器に盛る。

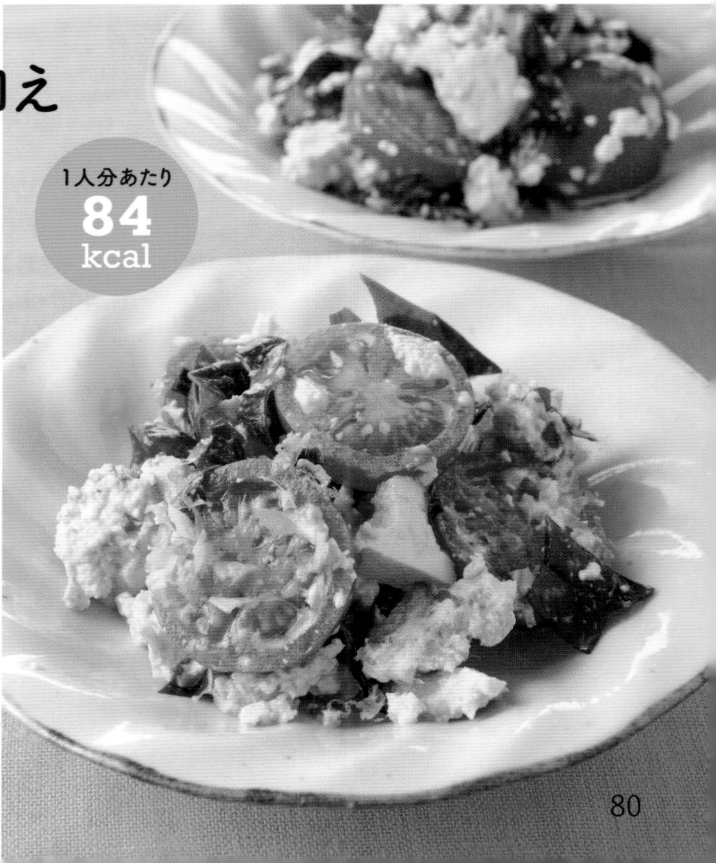

1人分あたり
84
kcal

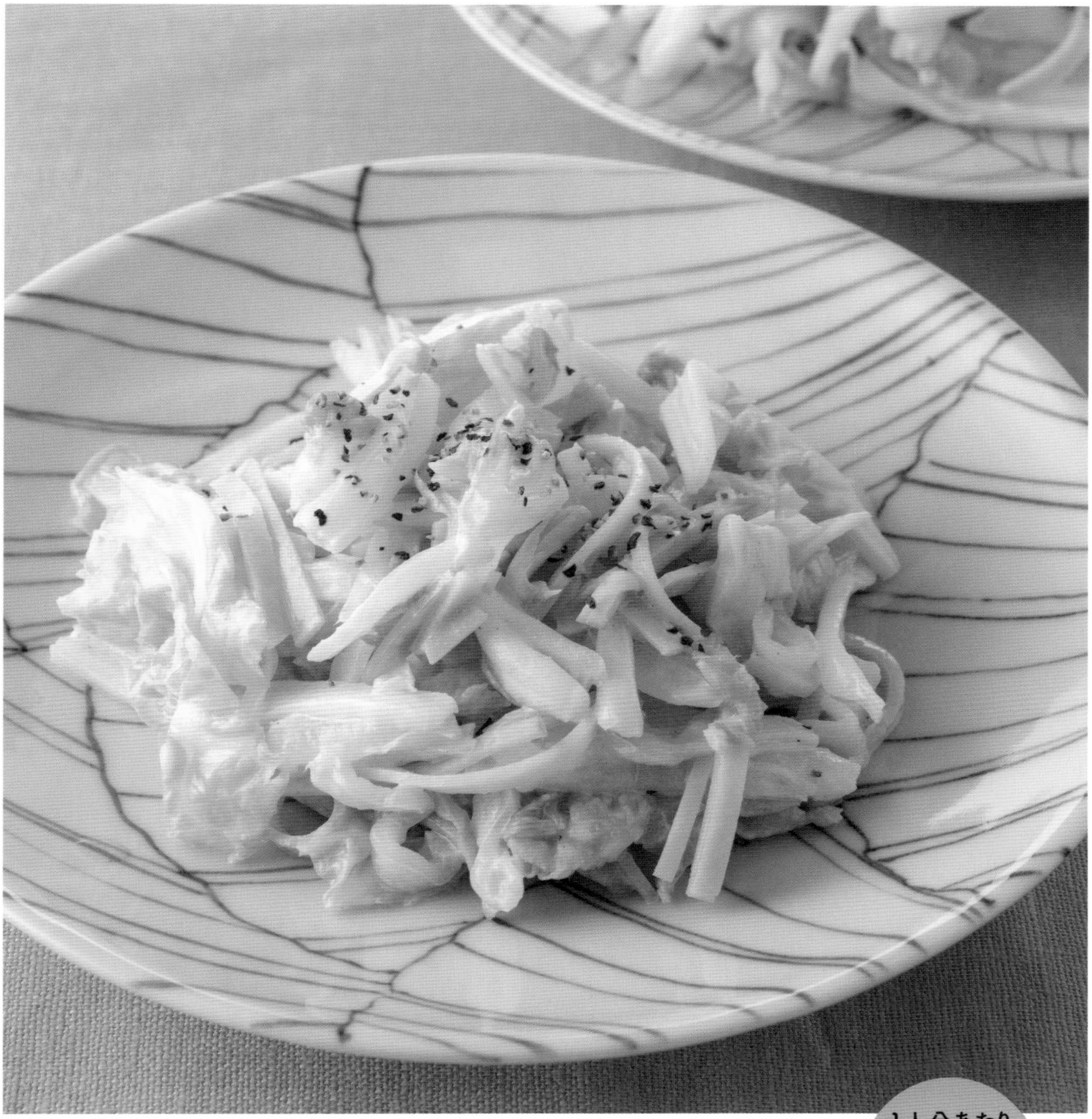

1人分あたり
137
kcal

白菜を使うことでさっぱり感がアップ！

白菜コールスロー

材料（2人分）

白菜 …………………… 3枚
塩 …………………… 小さじ1/2
ハム …………………… 4枚
Ⓐ マヨネーズ …………… 大さじ1
Ⓐ オリーブ油・酢・マスタード …………… 各小さじ1
Ⓐ 砂糖 …………… 小さじ1/2
Ⓐ 塩・こしょう …………… 少々
粗びきこしょう …………… 適宜

作り方

1 白菜は5㎝長さの細切りにする。塩を振ってなじませ、しんなりしたら水で洗って水けを絞る。

2 ハムは細切りにする。

3 ボウルにⒶを入れてよく混ぜる。1を加えて、よく混ぜる。さらに2を加え、混ぜ合わせたら器に盛る。お好みで粗びきこしょうを振る。

栄養豊富なほうれん草をたっぷりとれる

ほうれん草とトマト、コンビーフのソテー

材料（2人分）

ほうれん草	1束
しょうゆ	小さじ1
ミニトマト	5個
オリーブ油	小さじ1
コンビーフ	60g
Ⓐ 砂糖	小さじ1/3
Ⓐ 塩・こしょう	少々

作り方

1 鍋に湯を沸かし、ほうれん草をさっとゆでる。水にとり、食べやすい長さに切ったら水けをしっかりと絞り、しょうゆを回しかけておく。

2 ミニトマトは半分に切る。

3 フライパンにオリーブ油を熱し、コンビーフを入れて炒める。ほぐれてきたら1と2を加え、さらにⒶを入れて手早く炒め合わせたら、器に盛る。

1人分あたり
105
kcal

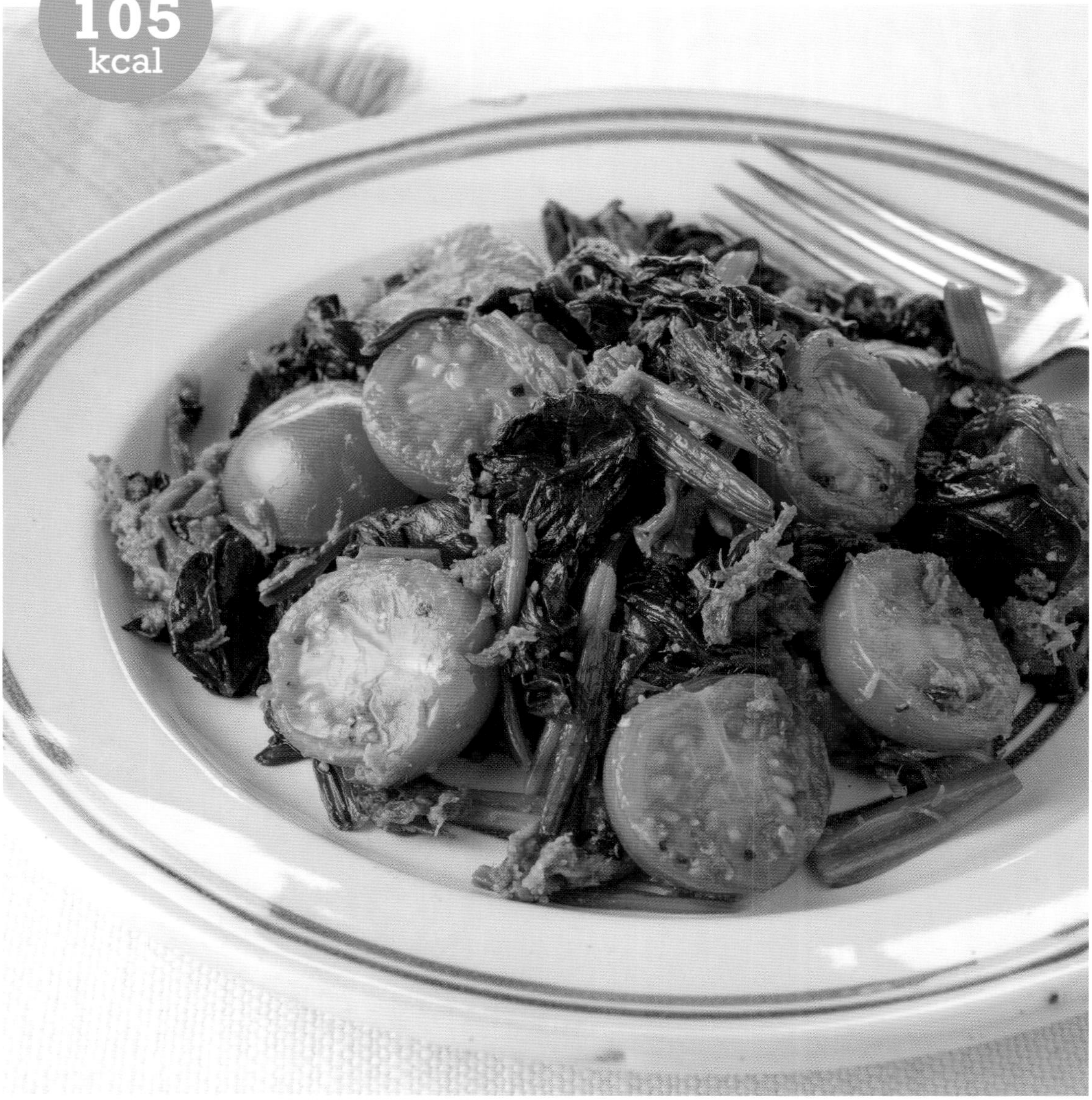

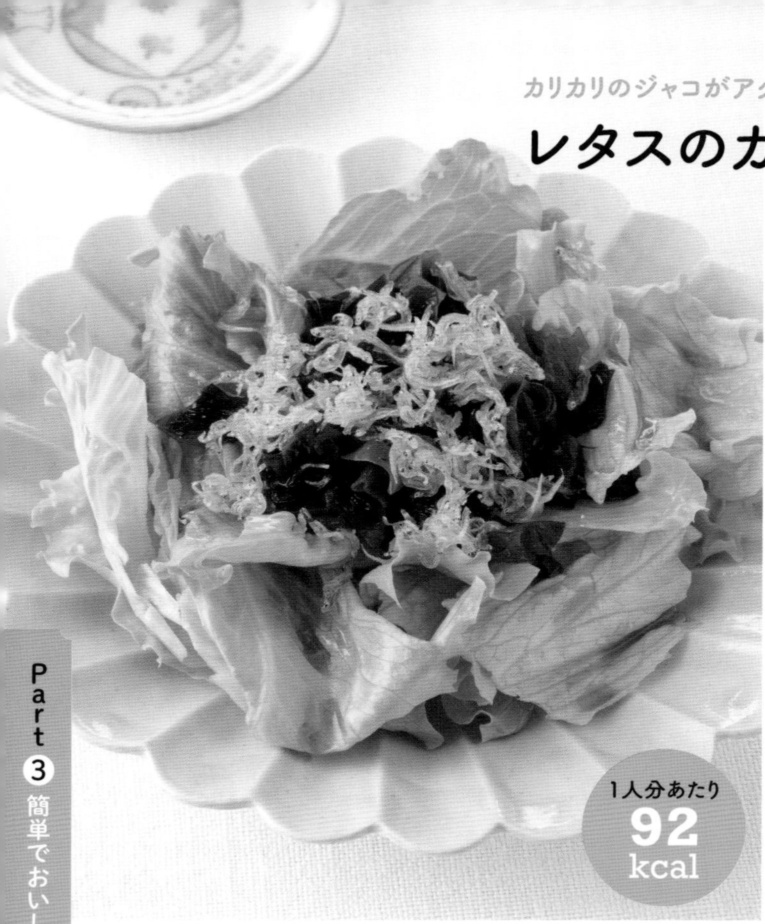
1人分あたり
92
kcal

カリカリのジャコがアクセント！

レタスのカリカリジャコサラダ

材料 (2人分)

レタス	4枚
塩蔵わかめ	50g
Ⓐ 酒・砂糖・しょうゆ	各小さじ2
Ⓐ 酢	小さじ1
ごま油	小さじ2
チリメンジャコ	20g

作り方

1 レタスはひと口大にちぎる。わかめはよく水洗いして、食べやすい大きさに切る。

2 ボウルにⒶを入れて混ぜ、1を加えてさっと絡めたら、器に盛る。

3 フライパンにごま油とチリメンジャコを入れて弱火にかける。チリメンジャコがカリッとしてきたら火を止め、2に回しかける。

明太子とマヨネーズの最強コンビ！

ブロッコリーとれんこんの明太マヨサラダ

材料 (2人分)

ブロッコリー	1/4個
れんこん	80g
明太子	1/2腹 (40g)
Ⓐ マヨネーズ	小さじ4
Ⓐ しょうゆ	小さじ1強

作り方

1 ブロッコリーは小房に分ける。れんこんは薄い半月切りにする。

2 鍋に湯を沸かし、1のブロッコリーを入れてさっとゆでる。同じ湯で1のれんこんもゆで、ザルにあげて水けをしっかりときる。

3 明太子の薄皮を取ってボウルにほぐし入れ、Ⓐを加えて混ぜる。さらに2を加えて軽く和えたら、器に盛る。

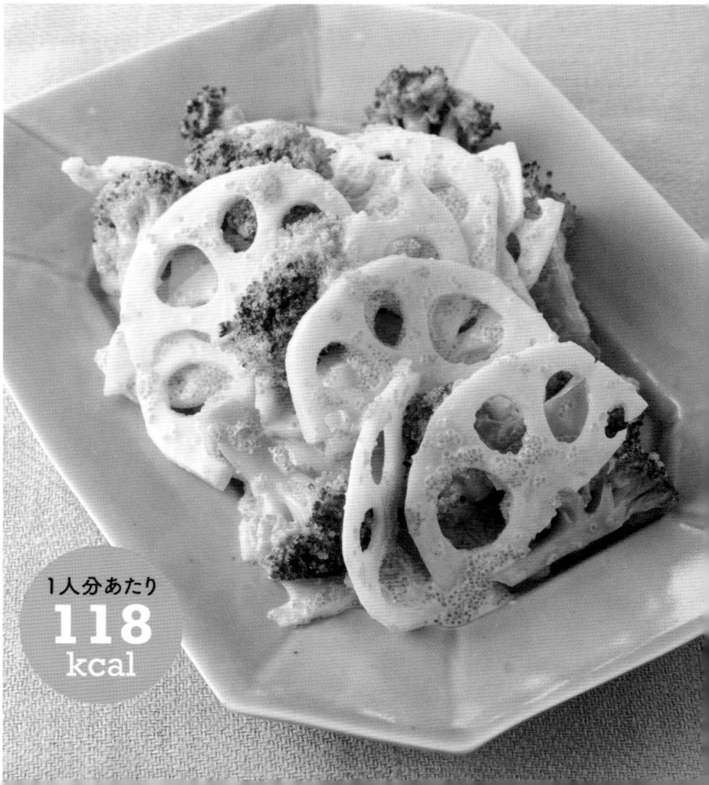
1人分あたり
118
kcal

桜えびは事前に炒ると香りが豊かに

ほうれん草と桜えび、ひじき、もやしのナムル

材料 (2人分)

もやし …… 1/2袋
ほうれん草 …… 1/2束
Ⓐ ごま油・しょうゆ …… 各小さじ1
Ⓐ 塩 …… 小さじ1/3
Ⓐ 砂糖 …… 小さじ1/2
桜えび …… 6g
ひじき (戻したもの) …… 60g

作り方

1 鍋にたっぷりの湯を沸かし、もやしをザルに入れたまま2～3分ゆでる。ザルごと引き上げて水けをきる。

2 同じ湯にほうれん草を入れてゆで、しっかり水けを絞り、3cm長さに切る。

3 ボウルにⒶを入れて混ぜ、1と2、桜えび、ひじきを加え、混ぜたら器に盛る。

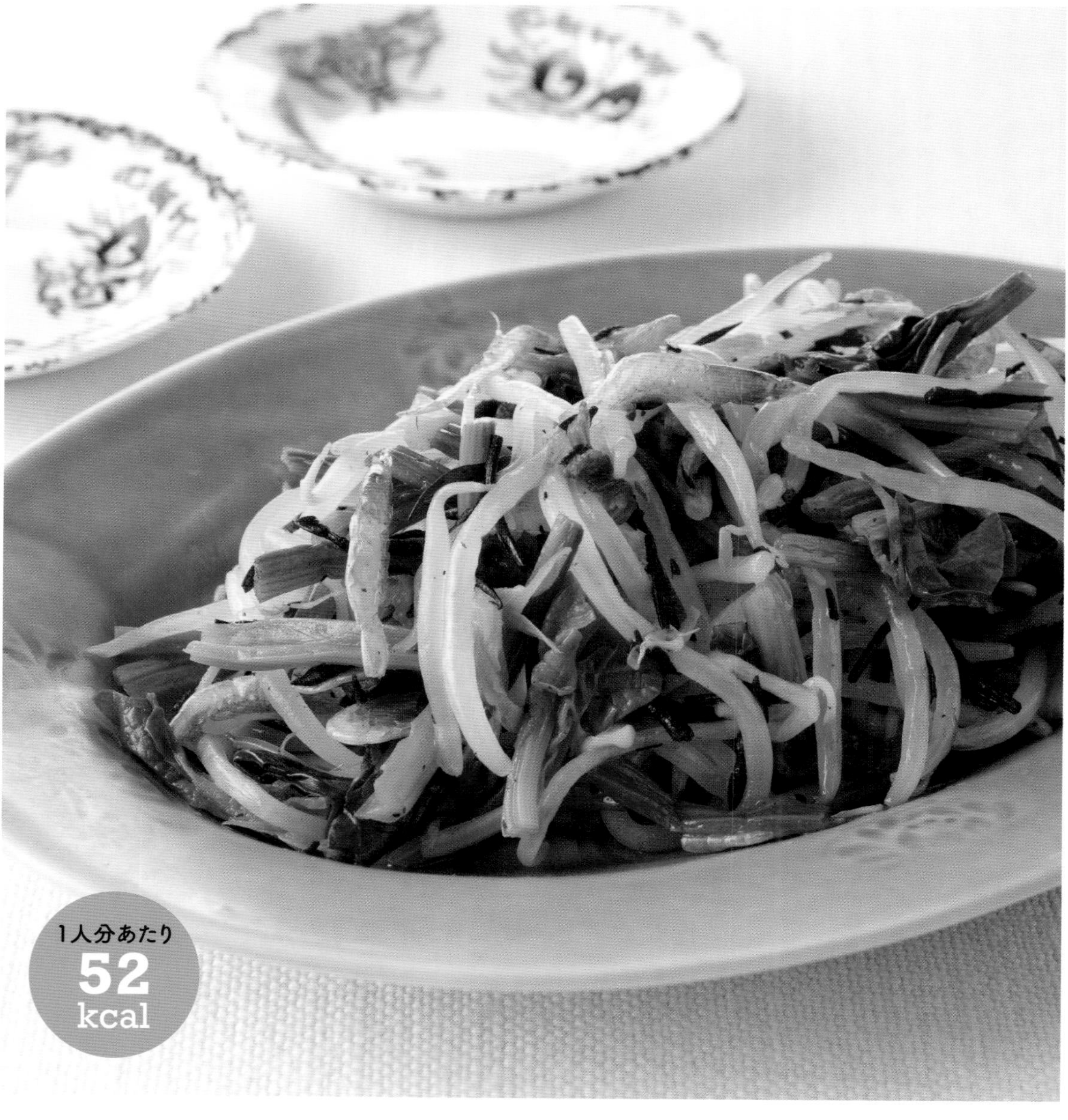

1人分あたり
52
kcal

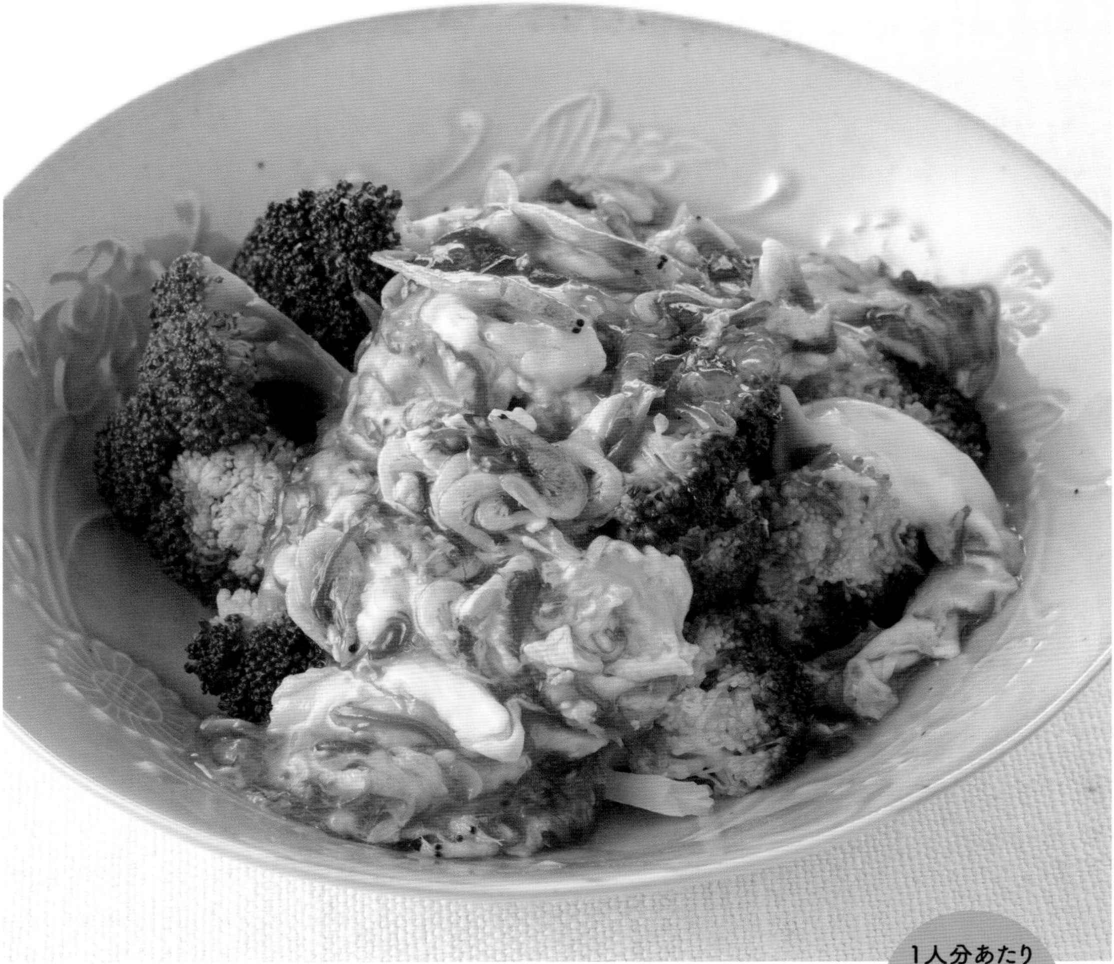

1人分あたり **81** kcal

ふわとろの卵あんが絶品！

ブロッコリーのめかぶ卵あんかけ

材料（2人分）

ブロッコリー……1/2個
Ⓐ しょうゆ……大さじ1/2
　 オイスターソース…小さじ1
　 水……1/2カップ
桜えび……6g
水溶き片栗粉（片栗粉…小さじ1、水…小さじ2）
めかぶ……小1パック（40g）
溶き卵……1個分

作り方

1 ブロッコリーは小房に分ける。

2 フライパンに1と湯（大さじ1、分量外）を入れて、フタをして強火にかける。煮立ったらそのまま2分ほど加熱して、火を止める。そのまま1分ほど蒸らしたら、フタを取り、水けをきって器に盛る。

3 同じフライパンをさっと拭き、Ⓐと桜えびを入れて火にかける。煮立ったら、水溶き片栗粉を加えてとろみをつける。さらに、めかぶを加えたら、強めの中火にし、溶き卵を少しずつ加える。卵が固まるまで大きく混ぜて加熱し、汁ごと2にかける。

じゃがいも＆さやいんげんは相性抜群!

じゃがいもといんげんのみそ汁

材料（2人分）

じゃがいも	1個
さやいんげん	6本
煮干しだし	2カップ
みそ	大さじ1・1/2

作り方

1 じゃがいもは皮をむき、約1cm幅の半月切りにする。さやいんげんは3cm長さに切る。

2 鍋に1のじゃがいも、煮干しだしを入れて火にかけ、煮立ったら弱火にして、5分ほど煮る。さらに1のさやいんげんを加え、火が通るまで2～3分煮る。みそを溶き入れ、沸騰直前で火を止め、器によそう。

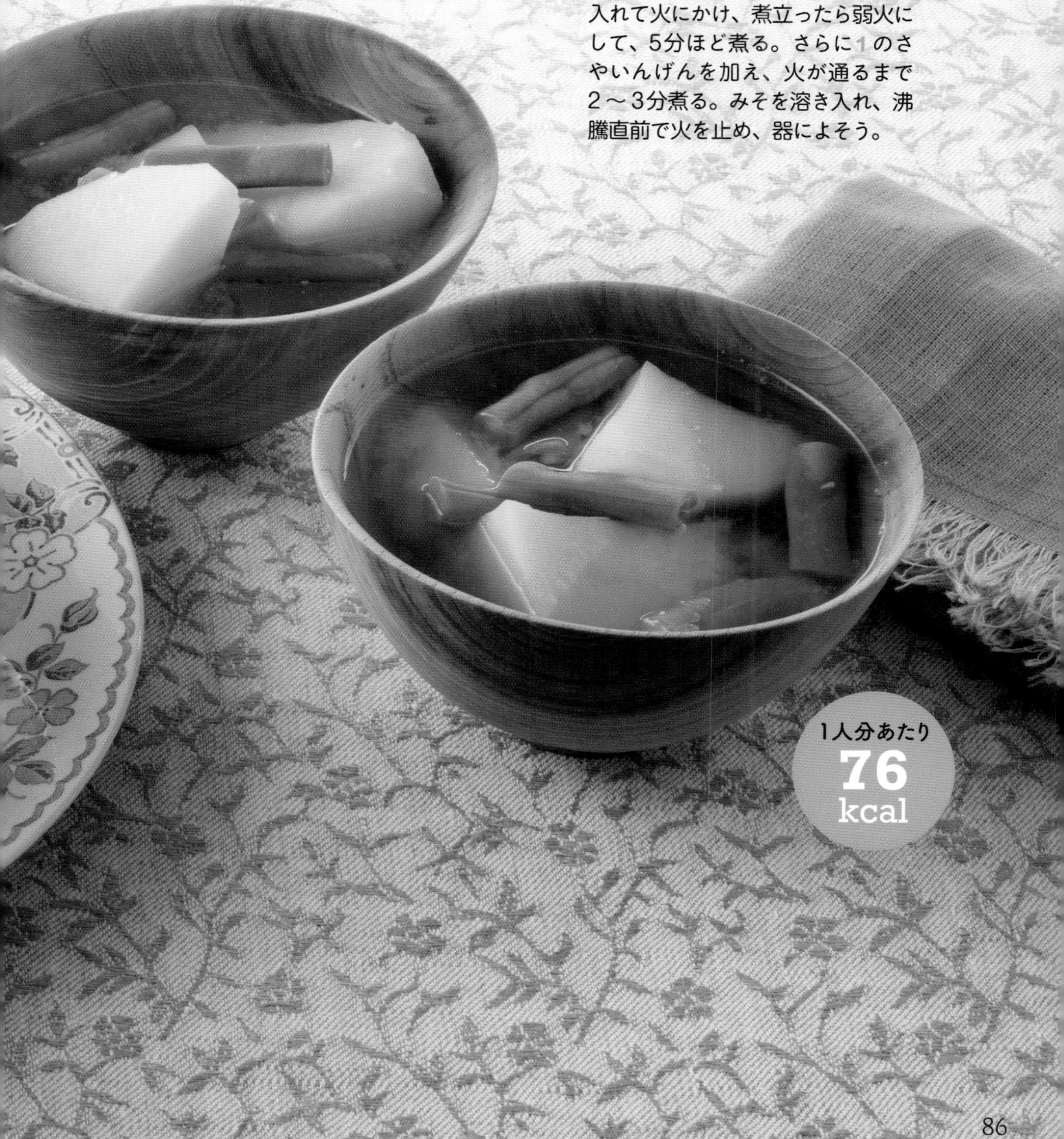

1人分あたり
76 kcal

スパイシーだけど優しい味!

キャベツとブロッコリーのカレースープ

材料（2人分）

キャベツ …………………………… 1枚
ブロッコリー ……………… 1/4個
水 ………………… 1・3/4 カップ
ツナ缶（水煮）… 小1缶（70g）
カレー粉 ………………… 小さじ1
塩・こしょう ……………… 少々
粉チーズ ……………… 小さじ2

作り方

1 キャベツは縦半分に切ってから細切りにする。ブロッコリーは小房に分ける。

2 鍋に水とツナ缶の缶汁のみ、カレー粉を入れて火にかける。煮立ったら、1のキャベツとブロッコリー、ツナ缶の中身を加えて2～3分煮る。火が通ったら、塩、こしょうで味を調え、器によそい、粉チーズを振る。

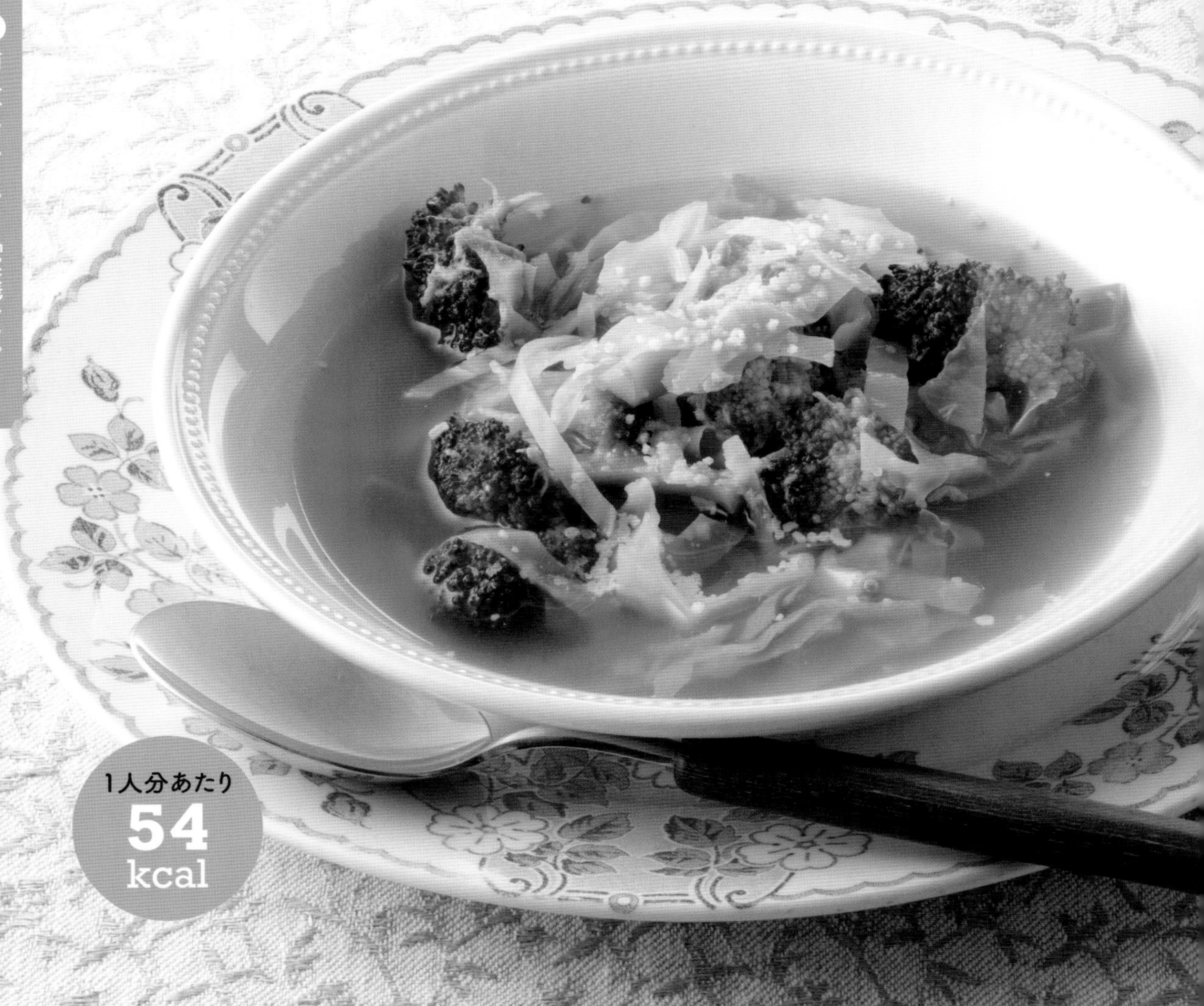

1人分あたり
54
kcal

優しい味にほっとする中華風スープ！

トマトのかきたまスープ

材料（2人分）

トマト……大1個
煮干しだし……2カップ
カットわかめ……4g
塩……小さじ1/3
しょうゆ……小さじ1/2
水溶き片栗粉…（片栗粉…小さじ2、水…小さじ4）
溶き卵……1個分
ごま油……少々

作り方

1 トマトはくし形に切る。

2 鍋に煮干しだしを入れて強火にかける。沸騰したら1とわかめを加え、塩としょうゆで味を調える。水溶き片栗粉を加え、少しとろみがついたら、溶き卵を細く流し入れる。卵が半熟状に固まったら火を止め、器によそい、ごま油を垂らす。

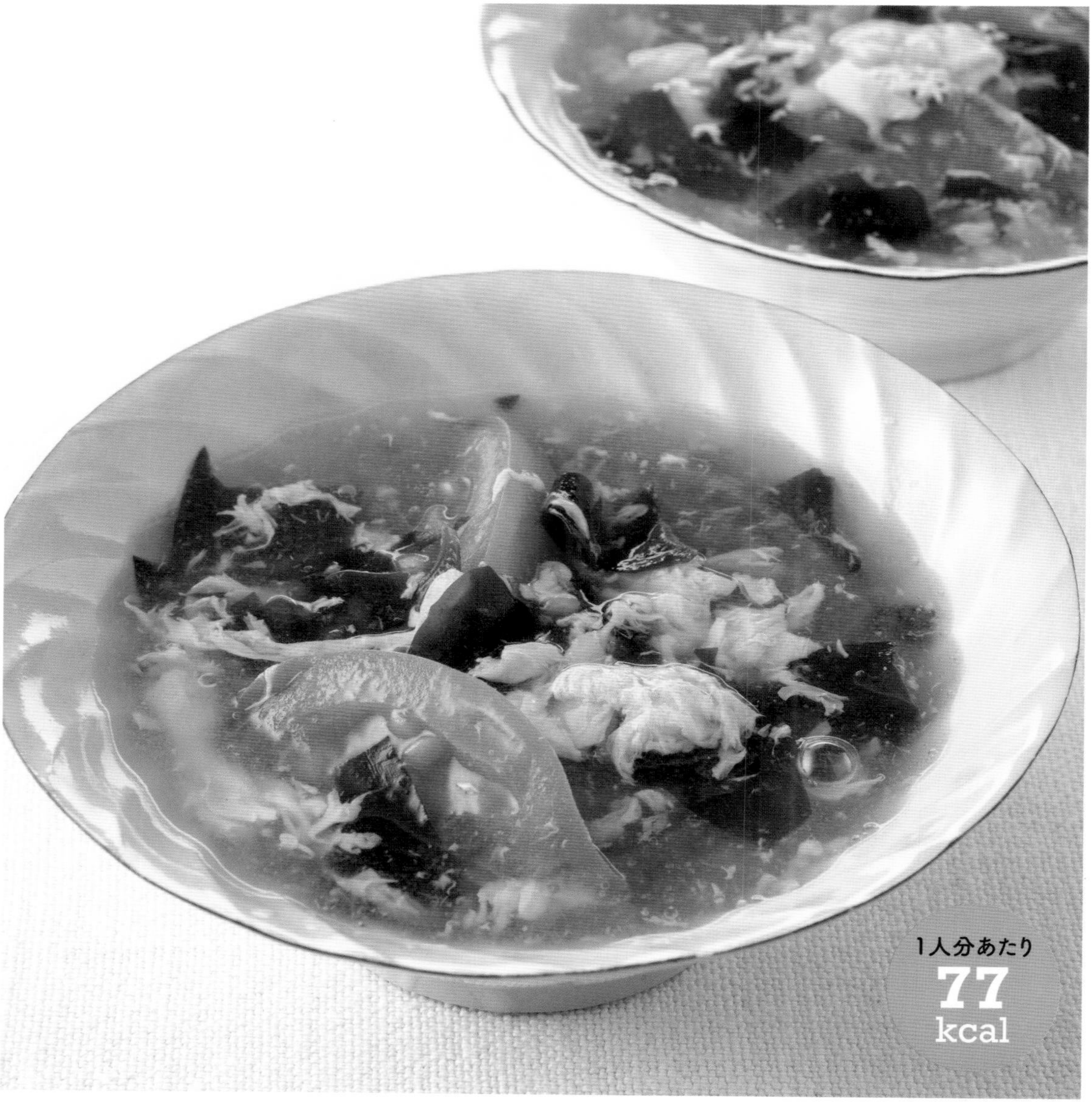

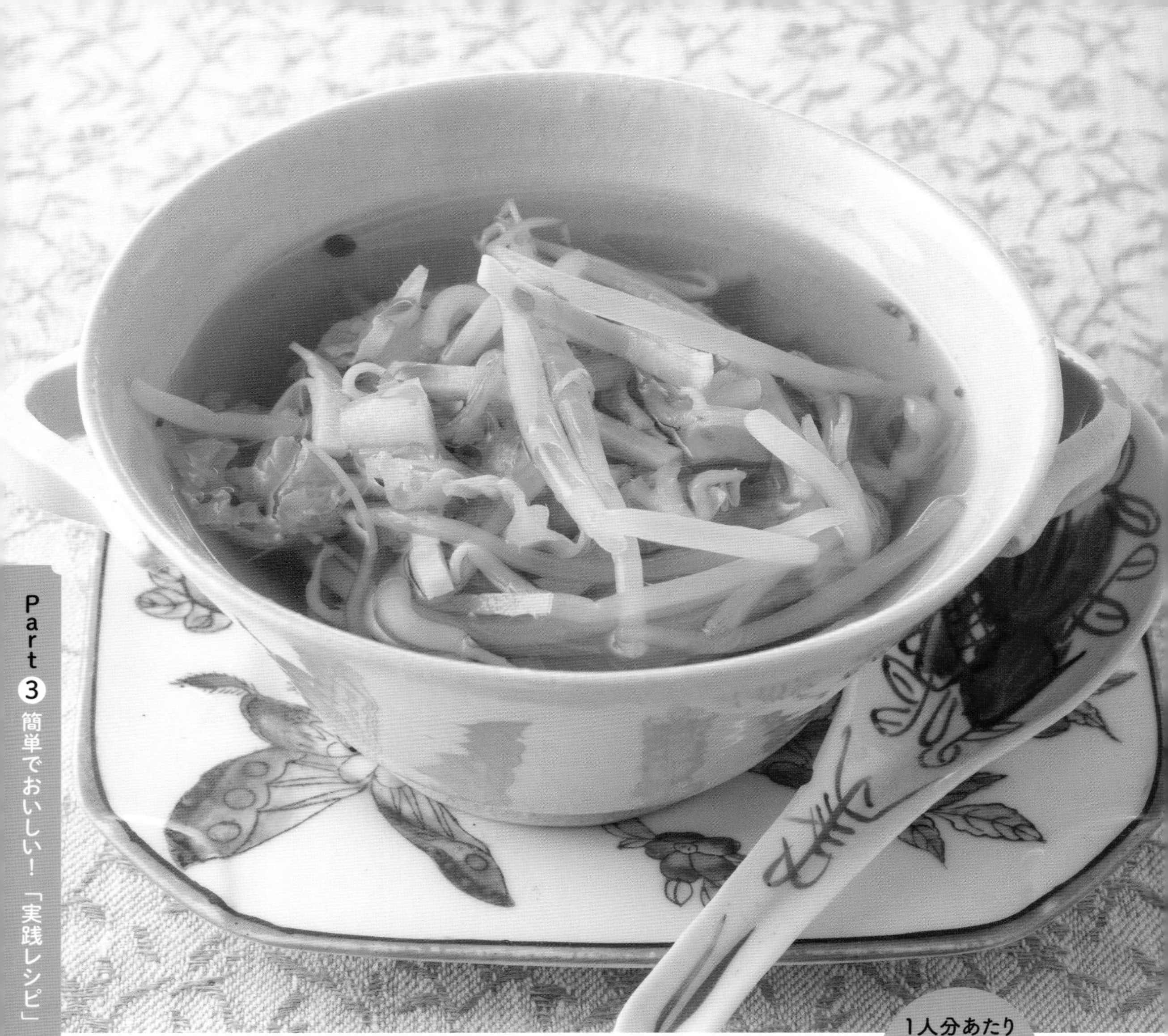

1人分あたり
55 kcal

酸味と辛みのバランスが絶妙!

もやしと白菜のサンラータン

材料 (2人分)

白菜 ……… 1枚
ハム ……… 2枚
Ⓐ
- 水 ……… 2カップ
- 酒 ……… 大さじ1
- しょうゆ ……… 小さじ1
- 砂糖 ……… 小さじ1/2
- しょうが(せん切り) ……… 1/2片

もやし ……… 1/2袋
酢 ……… 小さじ1
塩 ……… 適量
ラー油 ……… 適量

作り方

1 白菜は縦半分に切ってから、横に細切りにする。ハムは半分に切ってから、細切りにする。

2 鍋にⒶを入れて強火で煮立てる。1ともやしを加えて、さらに3～4分煮る。酢を加え、塩で味を調えたら、器によそい、ラー油を垂らす。

1人分あたり
47
kcal

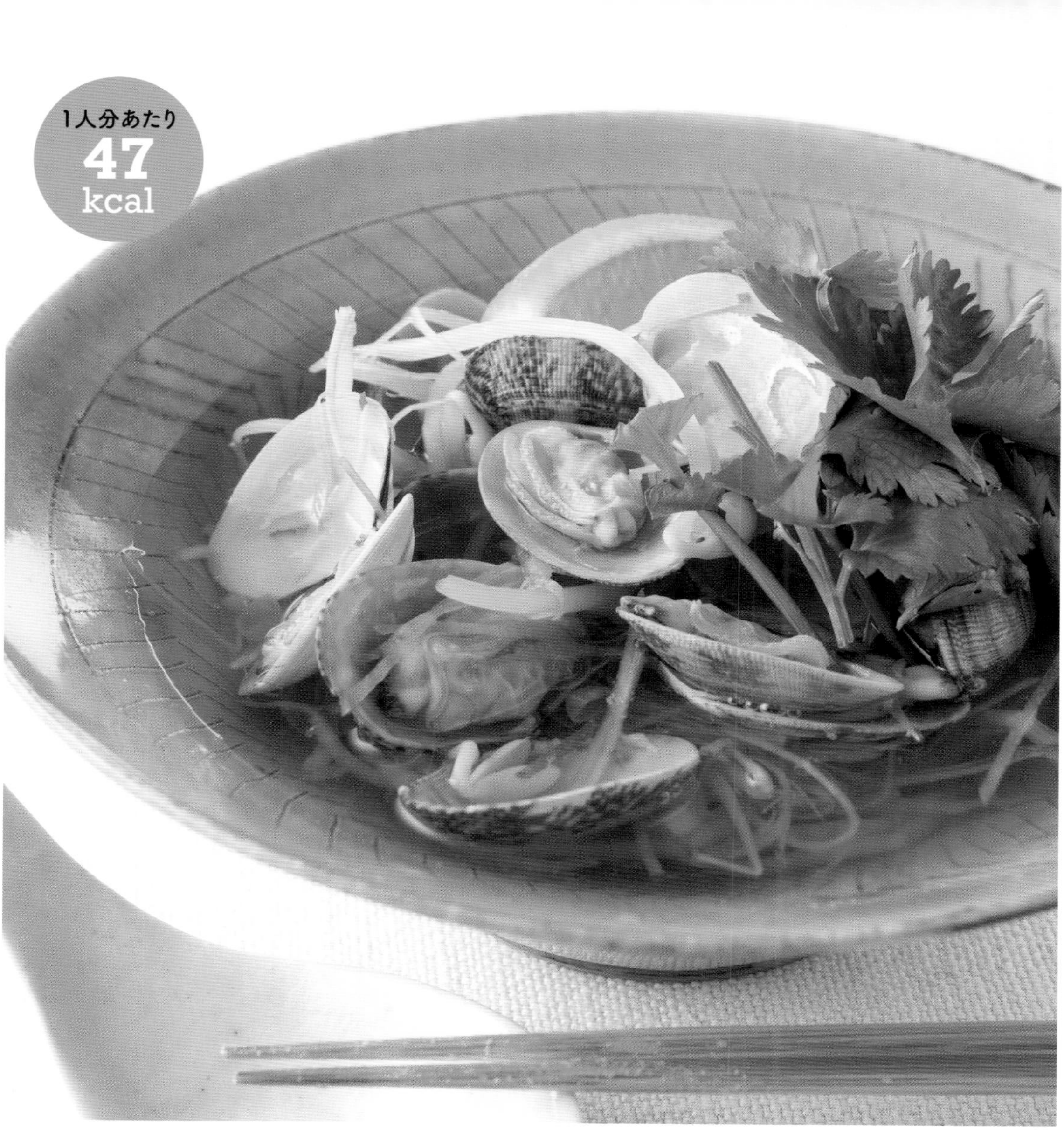

あさりの旨みがたっぷり!

大豆もやしとあさりのエスニックスープ

材料 (2人分)

あさり(殻つき・砂抜きしたもの) ……… 200g
しょうが(薄切り) ……… 2～3枚
水 ……… 2カップ
酒 ……… 大さじ2
ナンプラー ……… 大さじ1/2
大豆もやし ……… 1/2袋
パクチー ……… 適量
レモン ……… 適量

作り方

1 あさりは殻をこすり合わせて洗い、水けをきる。しょうがはせん切りにする。

2 鍋に1、水、酒を入れて火にかける。煮立ったらアクを取り、ナンプラーと大豆もやしを加えて2～3分煮る。器によそい、刻んだパクチーをのせ、カットしたレモンを添える。

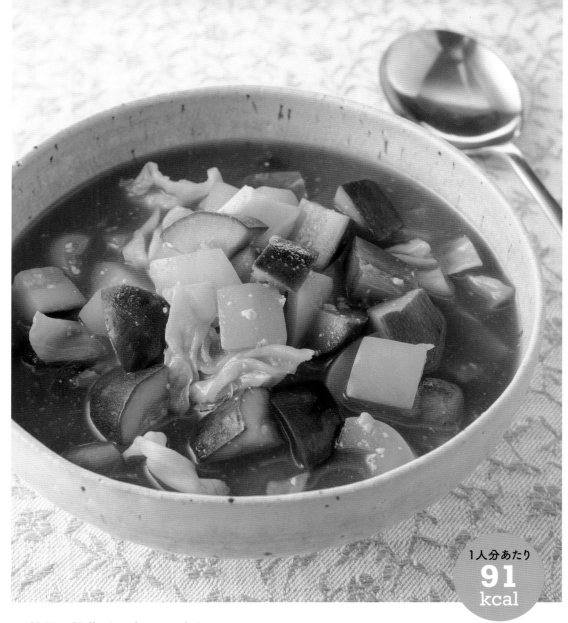

1人分あたり
91 kcal

5種類の野菜が一度にとれます

トマトジュースのたっぷり野菜スープ

材料（2人分）

- なす……小1本
- ズッキーニ……1/3本
- 黄パプリカ……1/3個
- キャベツ……1枚
- オリーブ油……大さじ1/2
- 水……1カップ
- トマトジュース（食塩無添加）……1カップ
- みそ……大さじ1・1/2
- 塩・こしょう……少々

作り方

1. なす、ズッキーニ、パプリカは1cm角に切る。
2. キャベツはひと口大のざく切りにする。
3. 鍋にオリーブ油と1を入れて炒める。つやが出たら、水を注ぎ入れ、フタをして弱めの中火で5分ほど煮る。
4. 2とトマトジュースを加え、煮立ったら、みそを加え、塩とこしょうで味を調える。さらに2～3分煮たら、器によそう。

野菜の酸味と旨みが体に染み渡る!

ガスパチョ風スープ

材料 (2人分)

- きゅうり……1/2本
- トマト……1個(200g)
- ピーマン……1個
- 水……1/2カップ
- Ⓐ
  - オリーブ油……小さじ2
  - ウスターソース・レモン汁……各小さじ1
  - 塩……小さじ1/3
  - こしょう……少々
- セルフィーユ……適量

作り方

1 きゅうりは皮をむき、乱切りにする。トマト、ピーマンも乱切りにする。

2 ミキサーに水と1を入れて、滑らかになるまで攪拌《かくはん》する。ボウルに移し、Ⓐを加えて混ぜ、味が薄いようなら塩、こしょう(分量外)で味を調える。器に注ぎ、セルフィーユを飾る。

1人分あたり
67
kcal

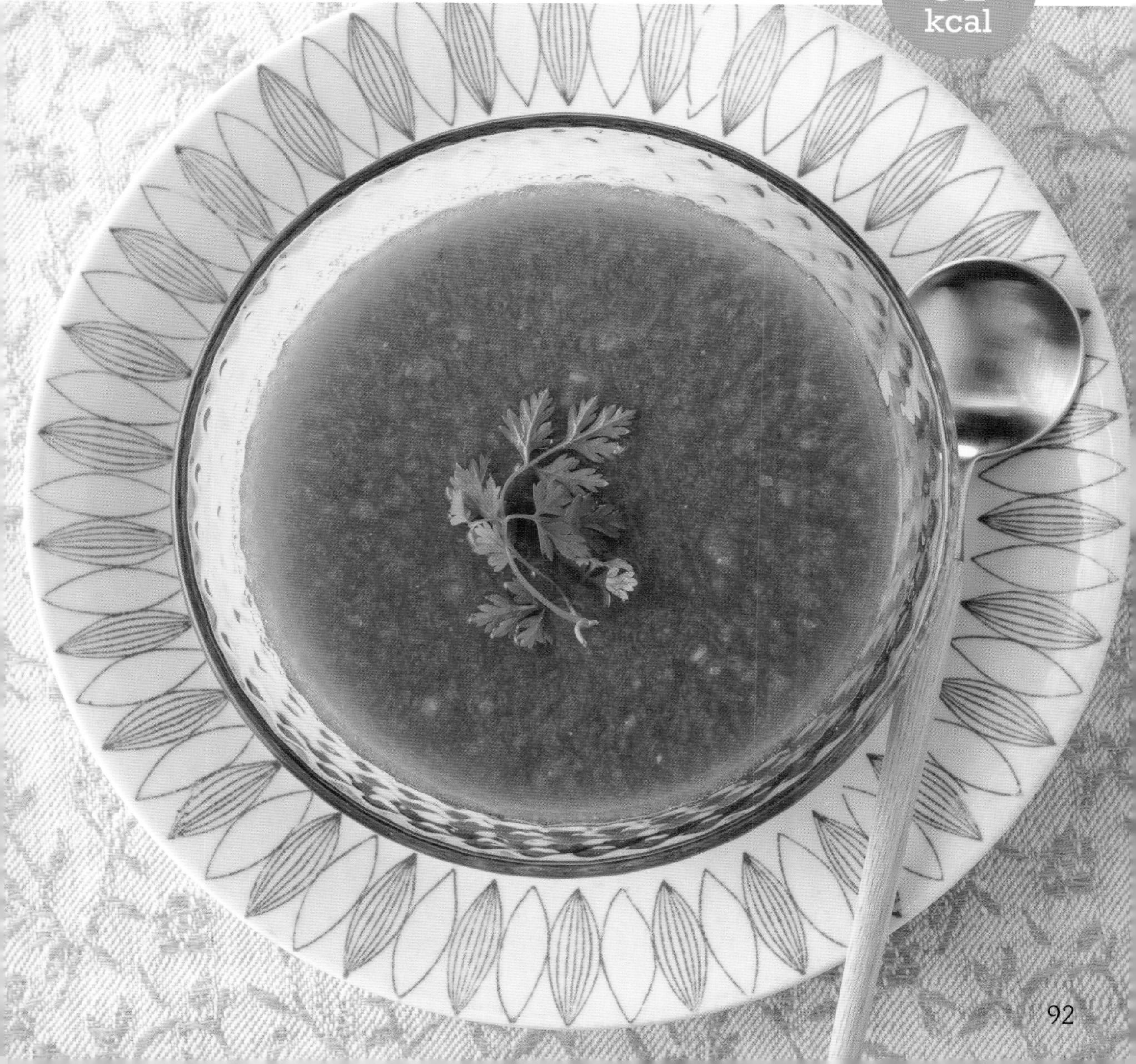

かぶの甘みが際立つ優しいスープ

かぶのポタージュ

材料（2人分）

かぶ……2個
バター……15g
塩……小さじ1/3
水……3/4カップ
アーモンドミルク（無糖）……1カップ
粗びきこしょう……適宜

作り方

1 かぶは葉を落とし、皮をむいて薄切りにする。

2 鍋にバターを熱し、1を入れてさっと炒める。塩を加えて混ぜたら弱火にし、フタをして蒸らしながら1～2分炒める。

3 水を入れたら、強めの中火にして、2～3分煮る。かぶがやわらかくなったら火を止め、すべてミキサーに移して攪拌する。同じ鍋に戻し入れて、アーモンドミルクを加え、かき混ぜながら温める。器に注ぎ、お好みで粗びきこしょうを振る。

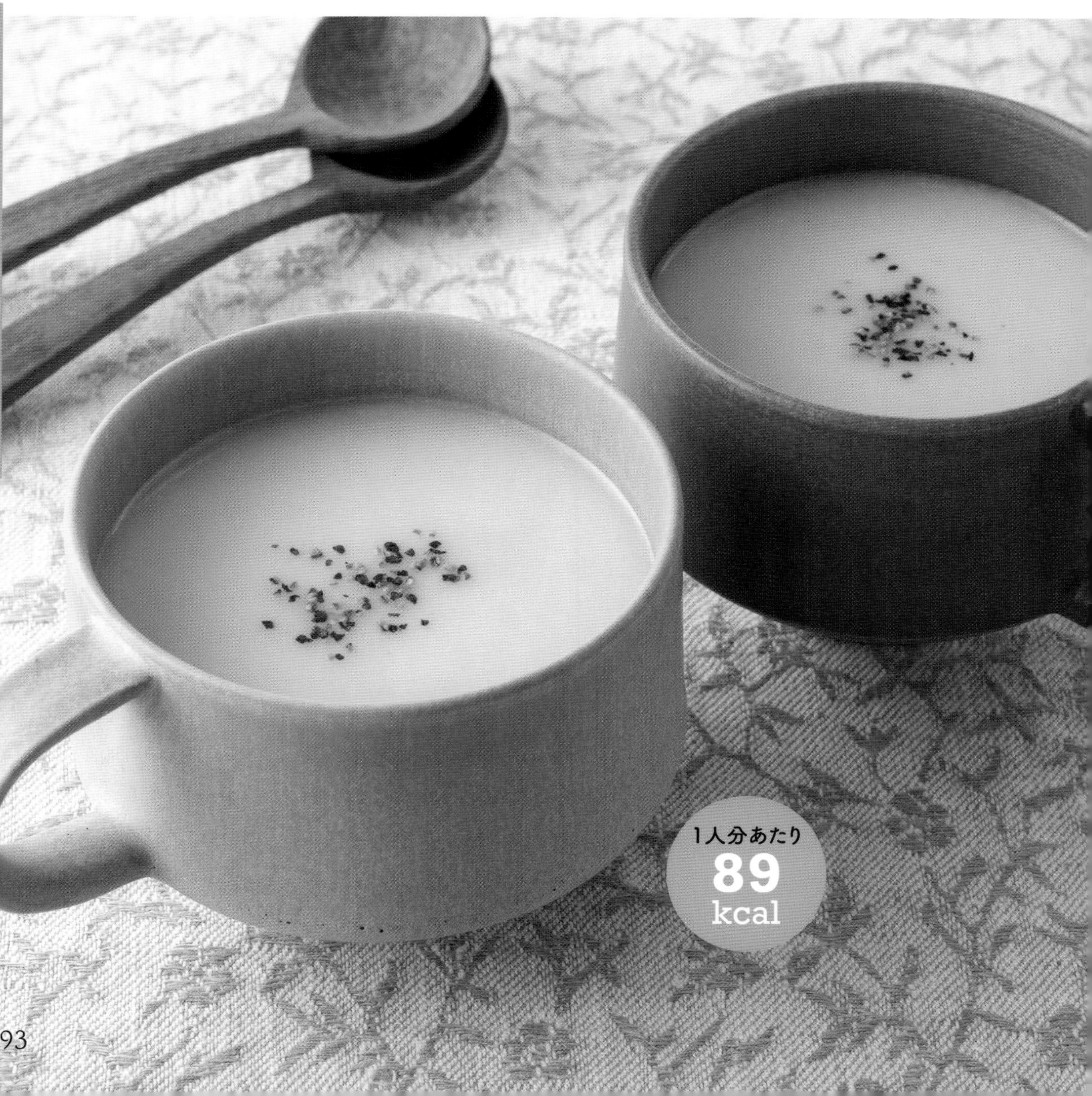

1人分あたり
89
kcal

主食レシピ

一品だけでも大満足！
外食気分も楽しめる主食レシピを
14品ご紹介します。

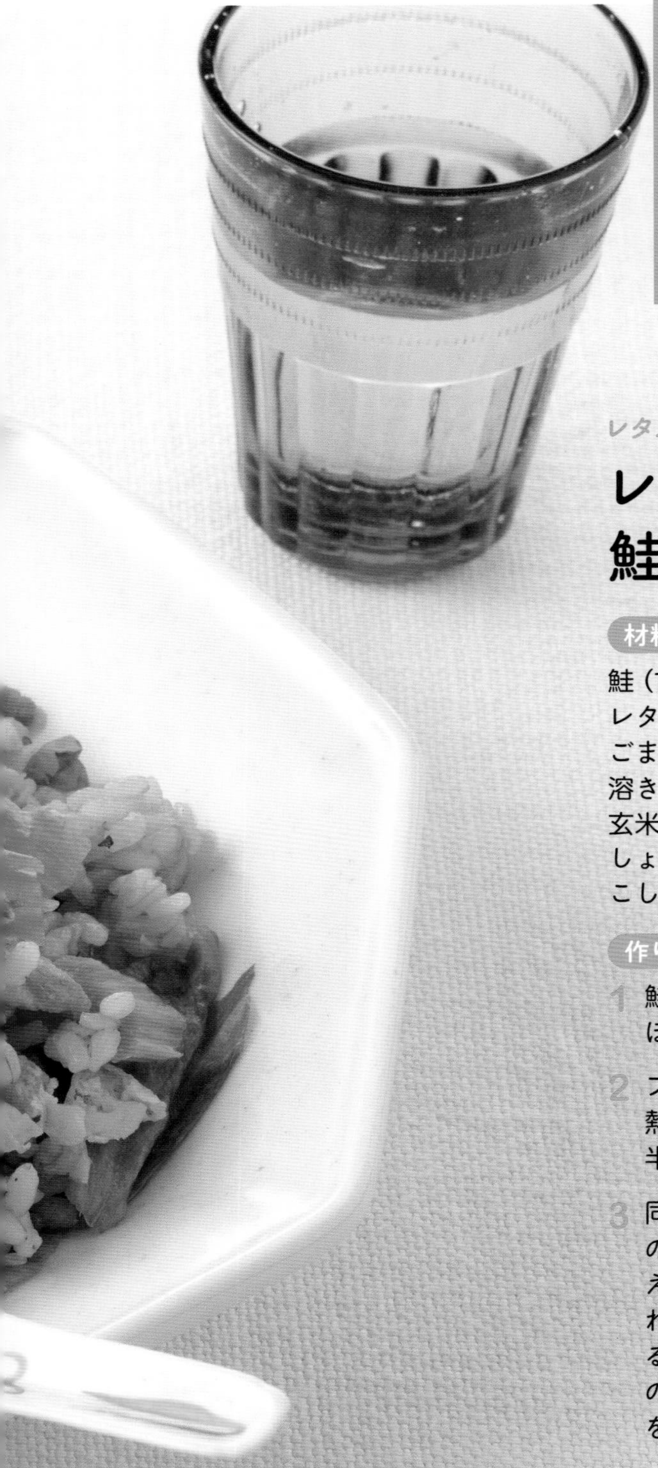

レタスを加熱しすぎないことがポイント！

レタスの鮭チャーハン

材料（2人分）

鮭（甘塩）	大1切れ（100g）
レタス	4枚
ごま油	大さじ1/2
溶き卵	2個分
玄米ご飯	300g
しょうゆ	大さじ1/2
こしょう	少々

作り方

1. 鮭は焼いて、皮と骨を取り除き、粗くほぐす。レタスはひと口大にちぎる。
2. フライパンにごま油（分量の半分）を熱し、溶き卵を流し入れて大きく混ぜ、半熟状になったら一度取り出す。
3. 同じフライパンに残りのごま油を強めの中火で熱し、玄米ご飯と1の鮭を加えて、大きく炒め混ぜる。ご飯がほぐれてきたら、1のレタスを加えて炒める。レタスがしんなりしてきたら、2の卵を戻し入れ、しょうゆ、こしょうを加え、炒め合わせて器に盛る。

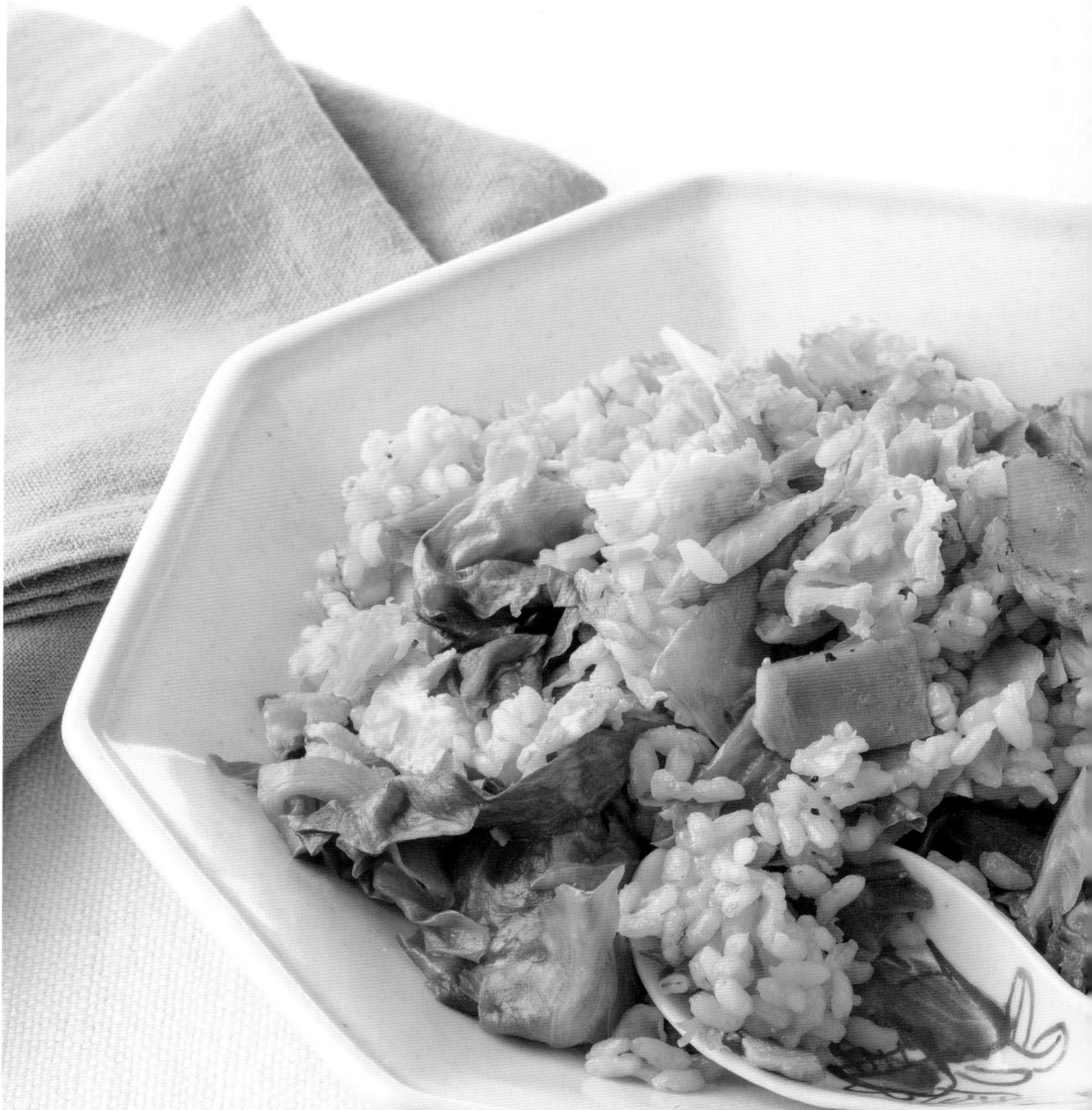
1人分あたり
424
kcal

かぶを丸ごと味わえる一品

かぶの炊き込みご飯

材料（2人分）

精白米 …… 1合
油揚げ …… 1/2枚
Ⓐ しょうが（みじん切り） …… 1/2片
Ⓐ 酒 …… 大さじ1
Ⓐ 砂糖・しょうゆ …… 各小さじ1
かぶ（葉つき） …… 2個
ごま油 …… 小さじ1
塩 …… 少々
しらす干し …… 30g
炒り白ごま …… 小さじ2

1人分あたり
375
kcal

作り方

1 米はといでザルにあげて水けをきる。炊飯器の内釜に入れて、1合より少なめの水加減をして浸水させておく。

2 油揚げはキッチンペーパーに挟んで余分な油を取り、縦半分に切ってから細切りにする。

3 1にⒶと2を入れて、軽く混ぜていつもどおりに炊飯する。

4 ご飯を炊いている間に、かぶの葉を切り落とし、皮をむいて12等分のくし形に切る。

5 切り落としたかぶの葉は、細かく刻む。

6 フライパンにごま油を強めの中火で熱し、4を炒める。つやが出たら、5を加えて塩を振り、しんなりするまで炒める。さらに、しらす干しと炒り白ごまを加え、炒め合わせる。

7 ご飯が炊き上がったら、6を加え、さっくりと混ぜて器によそう。

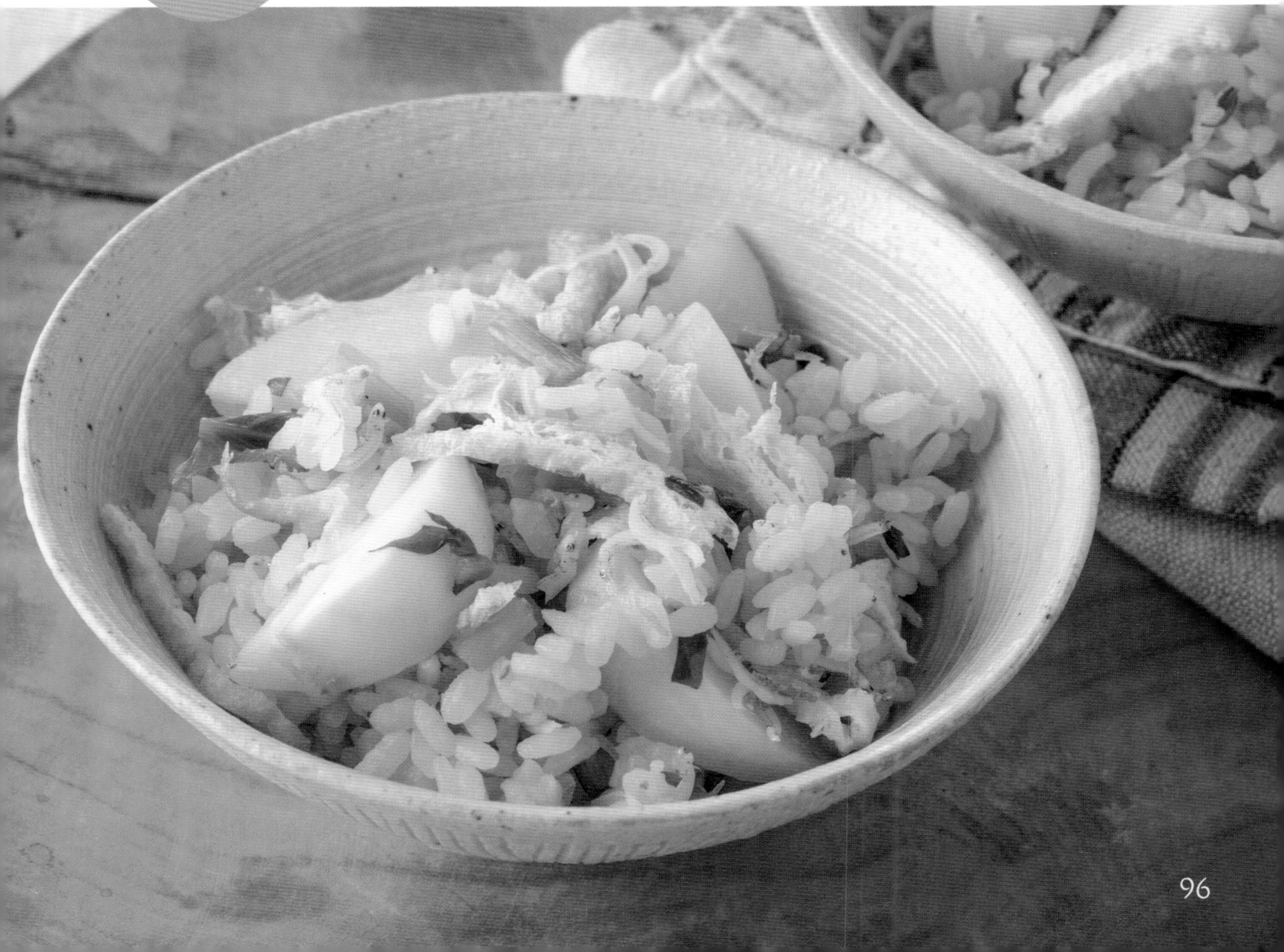

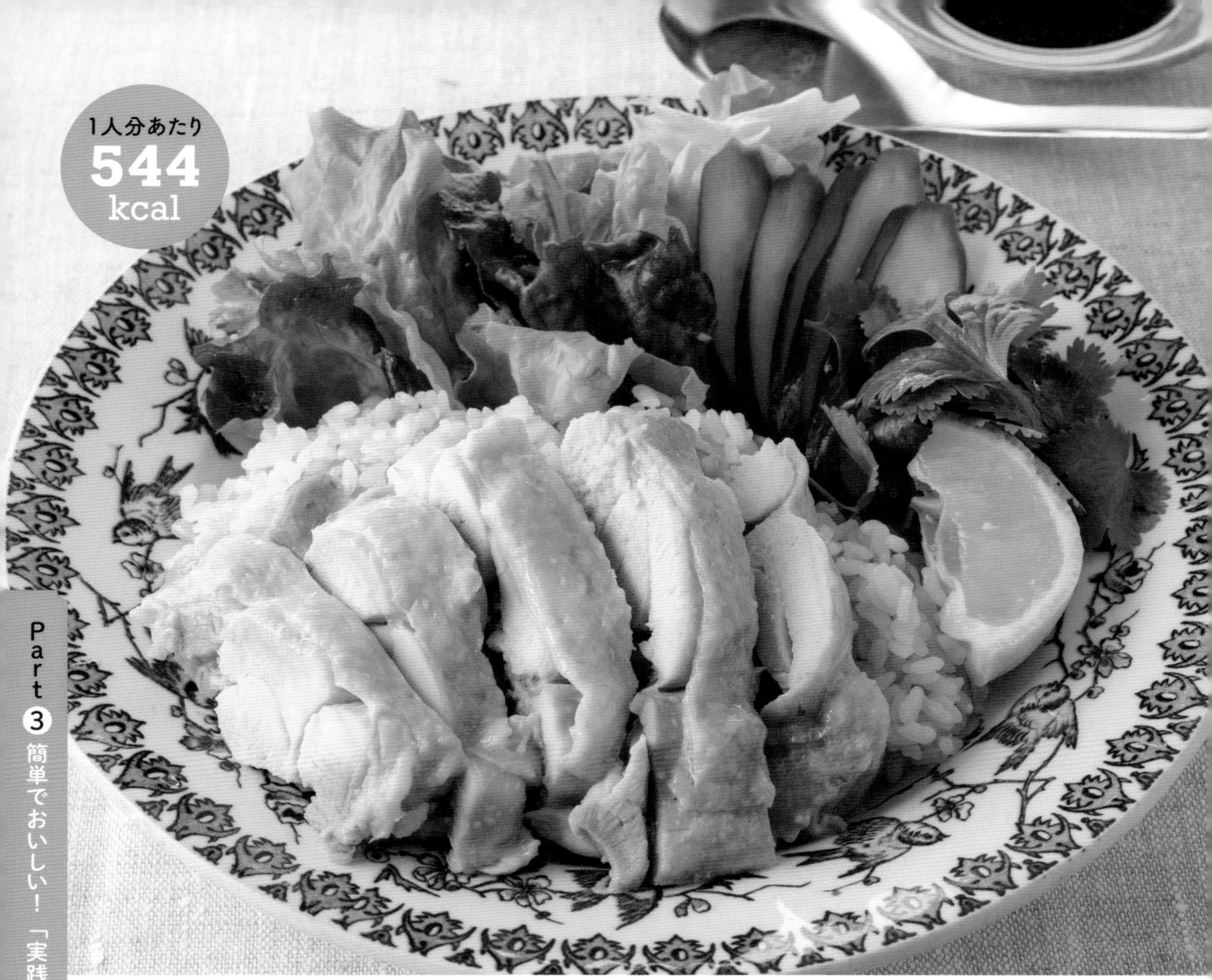

1人分あたり
544
kcal

本格的なタイ料理が自宅で楽しめます

カオマンガイ

材料 (2人分)

精白米……1合
鶏もも肉……1枚 (250g)
Ⓐ ナンプラー・酒・砂糖……各小さじ1
パクチー……2本
おろししょうが……小さじ1
塩……少々
きゅうり・サニーレタス・レモン……各適宜
Ⓑ ナンプラー……大さじ1
砂糖・酢・ごま油・しょうゆ・水……各小さじ1

作り方

1 米はといでザルにあげておく。鶏肉はⒶをもみ込んでおく。パクチーは葉を摘み取り、茎はよく洗っておく。

2 炊飯器に1の米、おろししょうが、塩を入れて、1合分の水を加える。1のパクチーの茎をのせ、その上に1の鶏肉をのせて、いつもどおりに炊飯する。

3 炊き上がったらパクチーの茎を取り除く。鶏肉を取り出して食べやすい大きさに切り、ご飯とともに器に盛る。1のパクチーの葉を添え、お好みで斜め薄切りにしたきゅうりと、食べやすくちぎったサニーレタス、くし形に切ったレモンを添える。Ⓑを混ぜてたれを作り、鶏肉の上からかける。

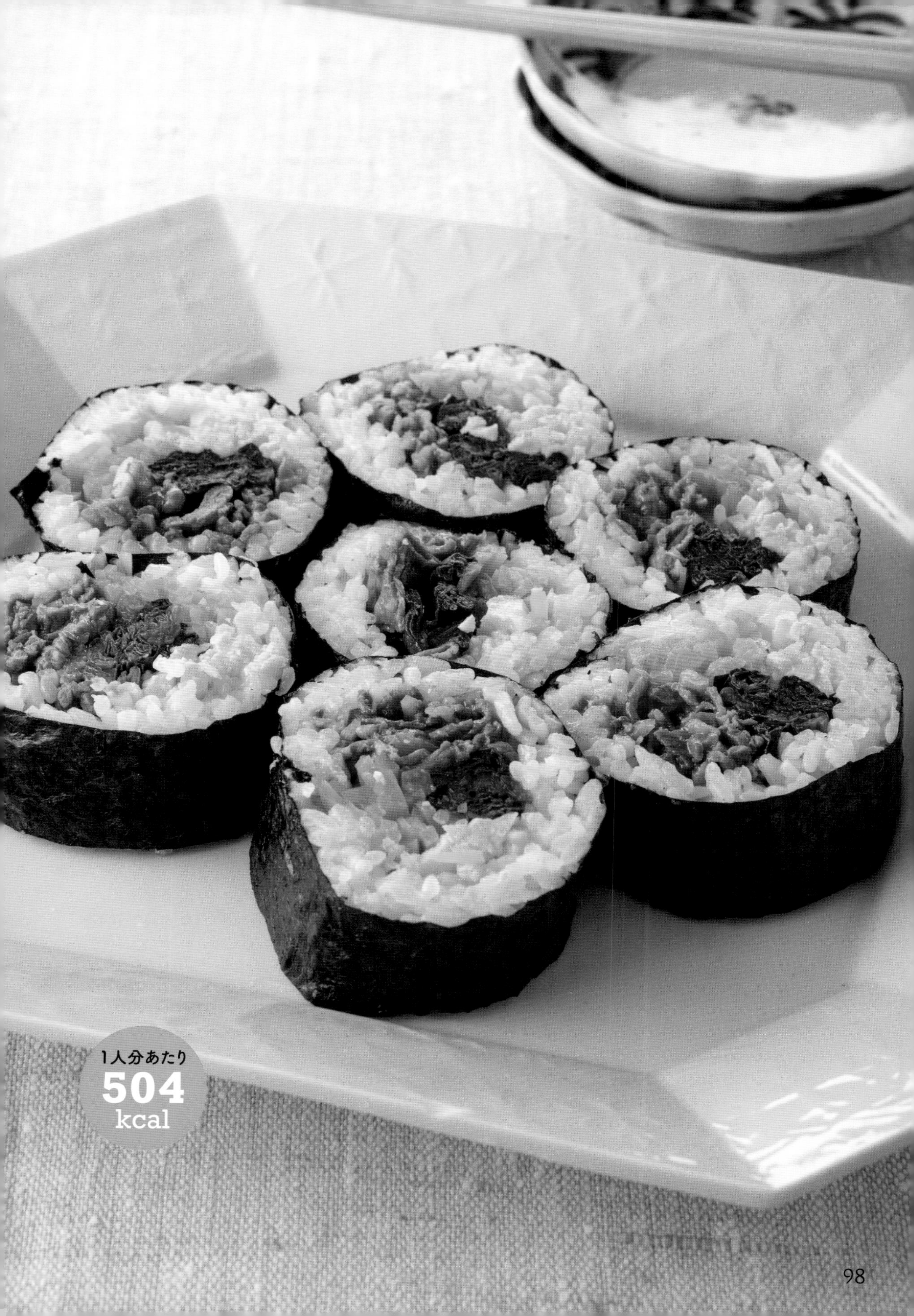
1人分あたり
504
kcal

食べごたえ抜群のごちそう太巻き

ほうれん草と牛肉の太巻き

材料（2人分）

Ⓐ	しょうが（せん切り）	1/3片
Ⓐ	水・しょうゆ・酒	各小さじ2
Ⓐ	砂糖	小さじ1/2
	牛切り落とし肉	100g
	ほうれん草	2/3束（160g）
Ⓑ	しょうゆ・酒	各小さじ1
Ⓑ	砂糖	小さじ1/2
	にんじん	1/3本
Ⓒ	酢・砂糖	各小さじ1
Ⓒ	塩	小さじ1/4
	ごま油	小さじ1
	溶き卵	1個分
	ご飯	300g
Ⓓ	炒り白ごま	大さじ1
Ⓓ	ごま油	小さじ1
Ⓓ	塩	少々
	焼き海苔（全型）	2枚

作り方

1 まず、牛しぐれ煮を作る。鍋にⒶを入れて強火にかけ、煮立ったら中火にして、煮汁を少し煮詰める。牛肉を加えて、煮汁がほぼなくなるまで煮る。バットにあけて粗熱を取る。

2 鍋に湯を沸かし、ほうれん草をゆでて冷水にとる。水けを絞り4cm長さに切って、もう一度しっかりと水けを絞ったら、Ⓑを加えて混ぜておく。

3 にんじんはせん切りにして耐熱皿に入れ、水小さじ1（分量外）を入れ、ラップをふんわりとかけて電子レンジで1分加熱する。粗熱が取れたら水けをきり、Ⓒを加えて混ぜておく。

4 フライパンにごま油を熱して、溶き卵を流し入れる。かき混ぜながら火を通し、炒り卵を作る。

5 温かいご飯にⒹを加え、混ぜる。

6 まな板に巻きすを広げ、焼き海苔をのせ、その上に5のご飯の半量を全体に広げのせる。さらに、汁けをきった1、2、3、4を彩りよく並べのせる。手前から具を巻き込んでいき、巻き終わりを下にしてなじむまでおく。残りの太巻きも同様にして作る。食べやすい大きさに切り、器に盛る。

お好みでカレー粉を増やしても OK！

カレーそば

材料 (2人分)

鶏もも肉 …… 120g
にんじん …… 1/2本 (100g)
みつ葉 …… 1/2束
十割そば (乾麺) …… 2束 (200g)
ごま油 …… 大さじ1/2
カレー粉 …… 大さじ2
煮干しだし …… 3カップ
Ⓐ しょうゆ・砂糖・酒 …… 各大さじ2
Ⓐ 片栗粉 …… 大さじ1

作り方

1 鶏肉は1cm幅のそぎ切りにする。にんじんは3cm長さの短冊切りにする。みつ葉は食べやすい長さに切る。

2 鍋にたっぷりの湯を沸かし、そばを袋の表示どおりにゆでたら冷水で洗ってザルにあげ、水けをきっておく。

3 鍋にごま油を熱し、1 の鶏肉とにんじんを炒める。肉の色が変わったら、カレー粉を全体に振り入れて混ぜ、煮干しだしを注ぎ入れる。

4 煮立ったら火を少し弱め、具材に火が通るまで煮る。混ぜ合わせておいたⒶを加えてひと煮立ちしたら、2 を入れて温める。1 のみつ葉を加えたら火を止め、器によそう。

1人分あたり
588
kcal

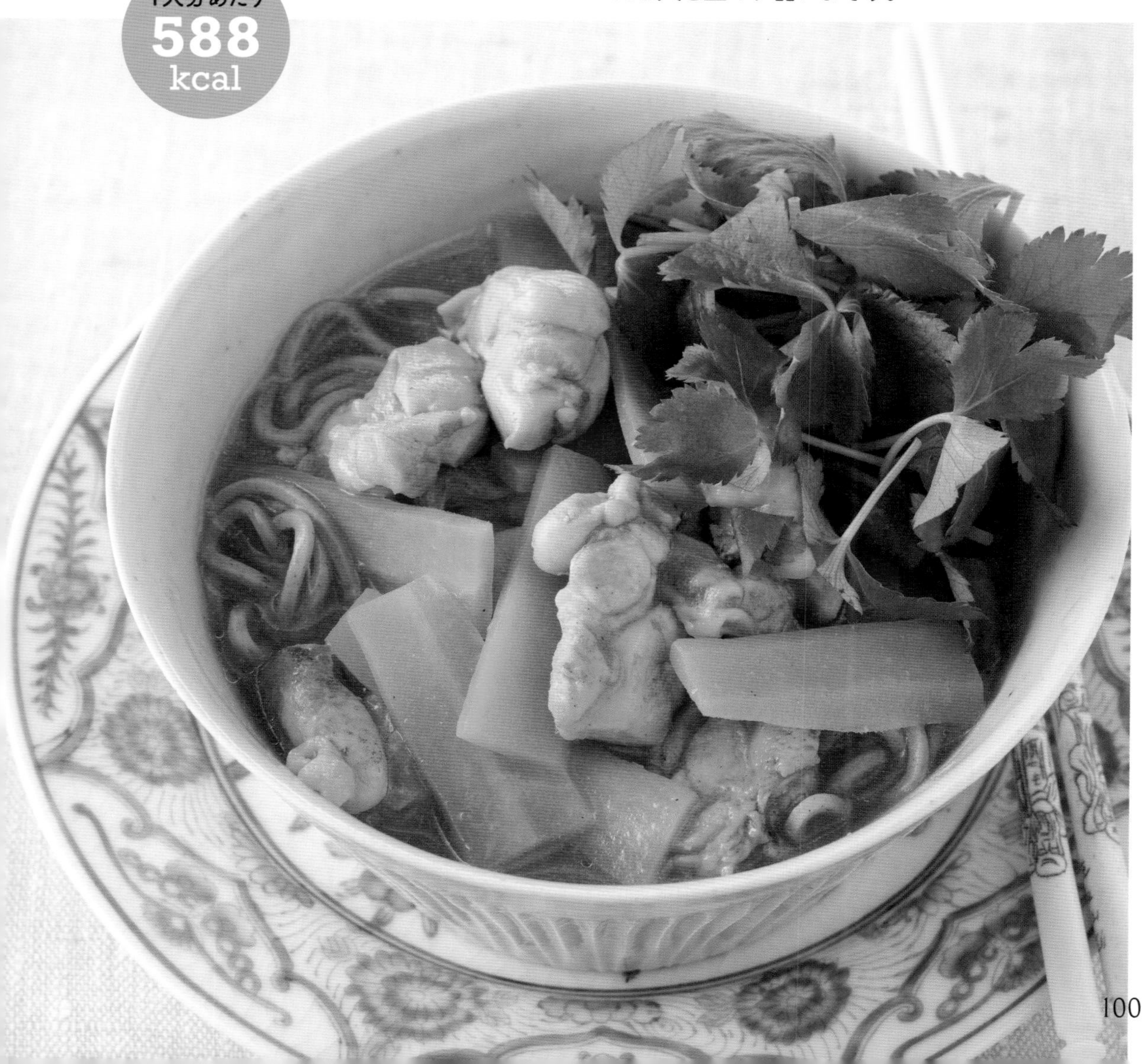

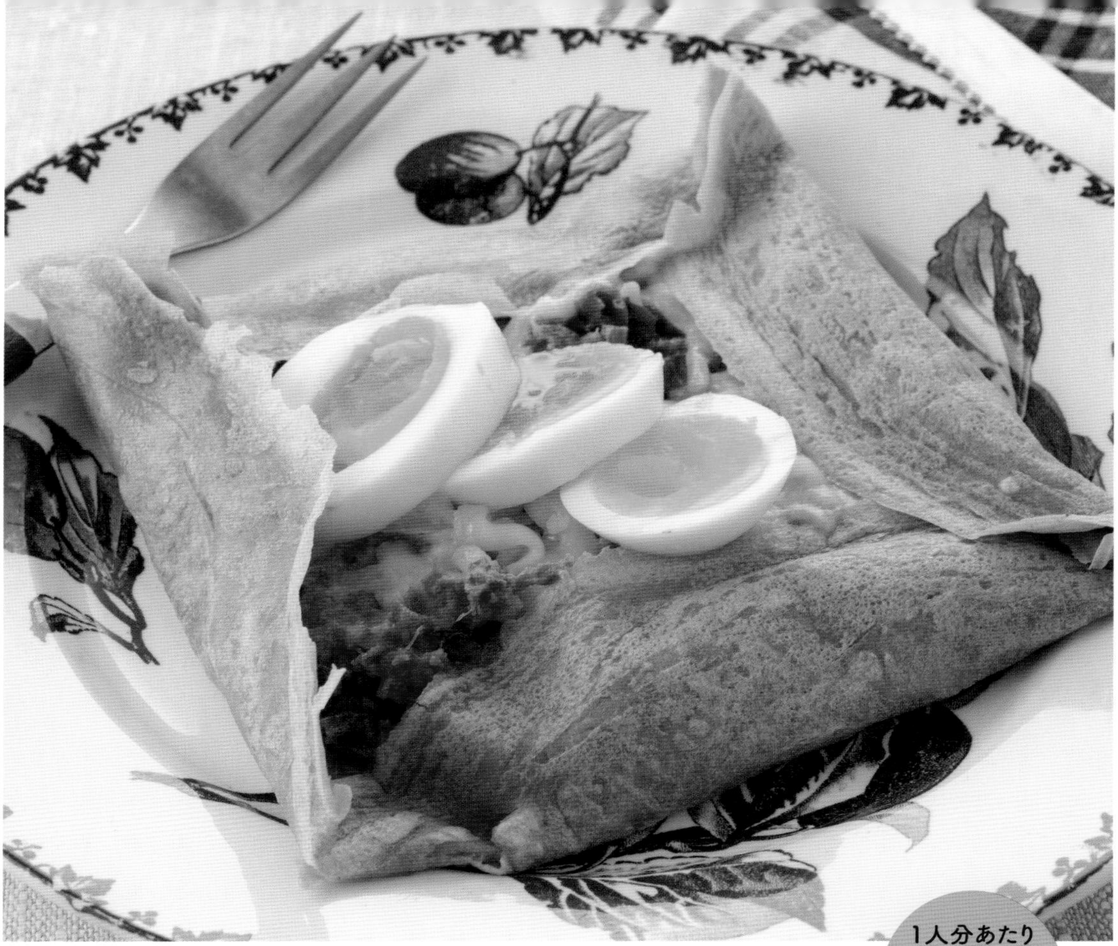

1人分あたり
397
kcal

ヘルシーでおいしい! まるでカフェご飯!

そば粉のガレット

材料 (2人分)

- 卵 ……… 1個
- 水 ……… 3/4カップ
- Ⓐ そば粉 ……… 60g
- Ⓐ 片栗粉 ……… 小さじ2
- Ⓐ 塩 ……… ひとつまみ
- ゆで卵 ……… 1個
- コンビーフ … 小1パック(90g)
- ほうれん草 ……… 1/3束
- マヨネーズ ……… 小さじ2
- オリーブ油 ……… 適量
- ピザ用チェダーチーズ(粉チーズでもOK) ……… 40g

作り方

1. 卵を溶きほぐし、水を入れて混ぜる。
2. ボウルにⒶを入れて軽く混ぜ、1を少しずつ加え、だまがなくなるまでよく混ぜる。そのまま冷蔵庫で1時間ほど生地を寝かせる(一晩寝かせてもOK)。
3. ゆで卵は5㎜厚さの輪切りにする。コンビーフはほぐしておく。
4. 鍋に湯を沸かし、ほうれん草をさっとゆで、水けを絞って、細かく刻む。小皿に移し、マヨネーズを加えて混ぜておく。
5. 大きめのフライパンにオリーブ油を薄くひき、強めの中火にかける。2の生地の半量を薄く延ばし広げる。生地が焼けてきたら4と3のコンビーフ、チェダーチーズの半量を順番にのせる。四方を内側に少し折りたたみ、3のゆで卵の半量をのせて、フタをして1～2分温まるまで焼いたら、器に盛る。残りも同様に焼く。

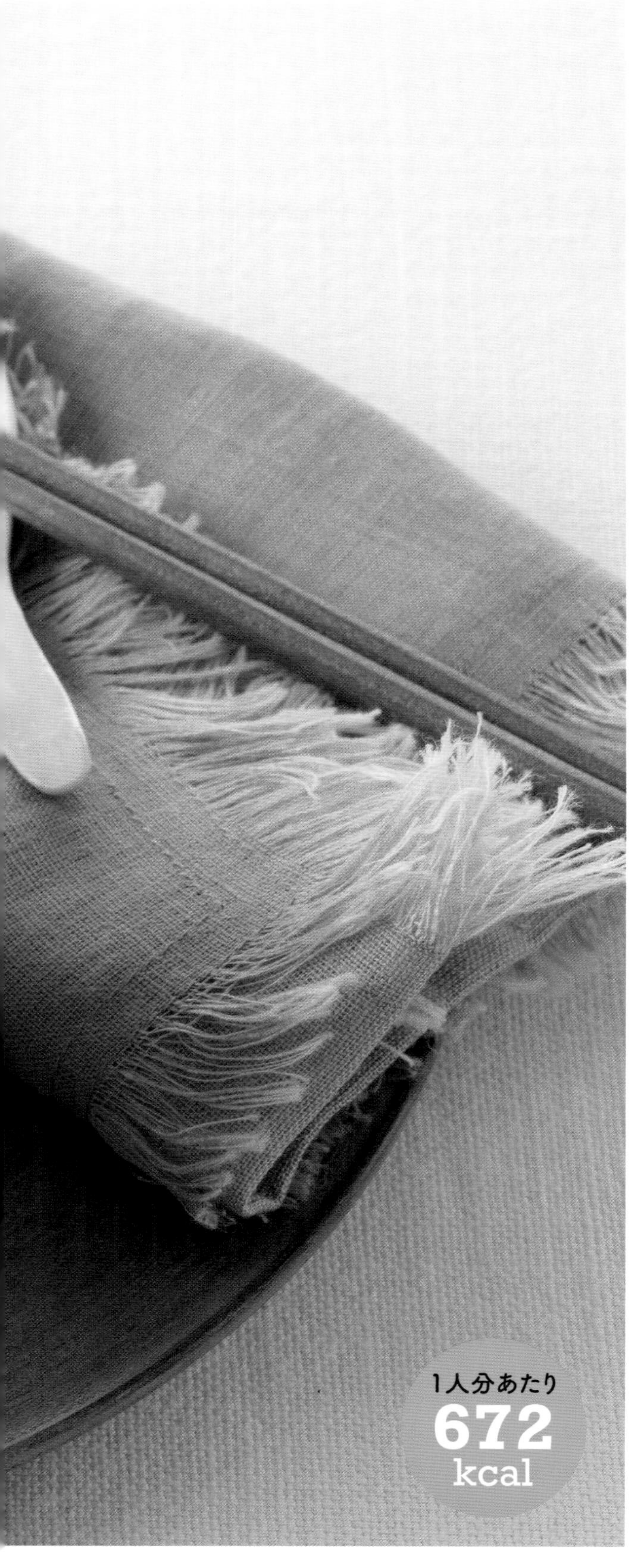

1人分あたり
672
kcal

お好みで一味唐辛子や
刻み海苔をのせても美味!

親子豆腐の卵とじそば

材料（2人分）

木綿豆腐……小1丁（200g）
小松菜……3株
卵……2個
十割そば（乾麺）……2束（200g）
ごま油……大さじ1/2
しょうが（みじん切り）……1片
鶏ひき肉……100g
Ⓐ
- 煮干しだし……3カップ
- しょうゆ……大さじ2・1/2
- 酒……大さじ2
- 砂糖……小さじ5
- 塩……少々

水溶き片栗粉…（片栗粉・水…各大さじ2）
一味唐辛子……適宜

作り方

1 木綿豆腐は1cm厚さに切る。小松菜は3cm長さに切る。卵は溶きほぐしておく。

2 鍋にたっぷりの湯を沸かし、そばを袋の表示どおりにゆでたら冷水で洗ってザルにあげ、水けをしっかりきり、半量ずつ器に盛る。

3 鍋にごま油としょうが、鶏ひき肉を入れて火にかけ、粗くほぐしながら炒める。鶏ひき肉の色が変わってきたら、Ⓐを入れて強火にかける。

4 煮立ったら、1の木綿豆腐と小松菜を加えて2〜3分煮る。水溶き片栗粉を加え、大きくかき混ぜながら煮て、とろみがついたら1の卵を回し入れる。卵が半熟状にふんわりと固まったら火を止めて、2の器に盛り、お好みで一味唐辛子を振る。

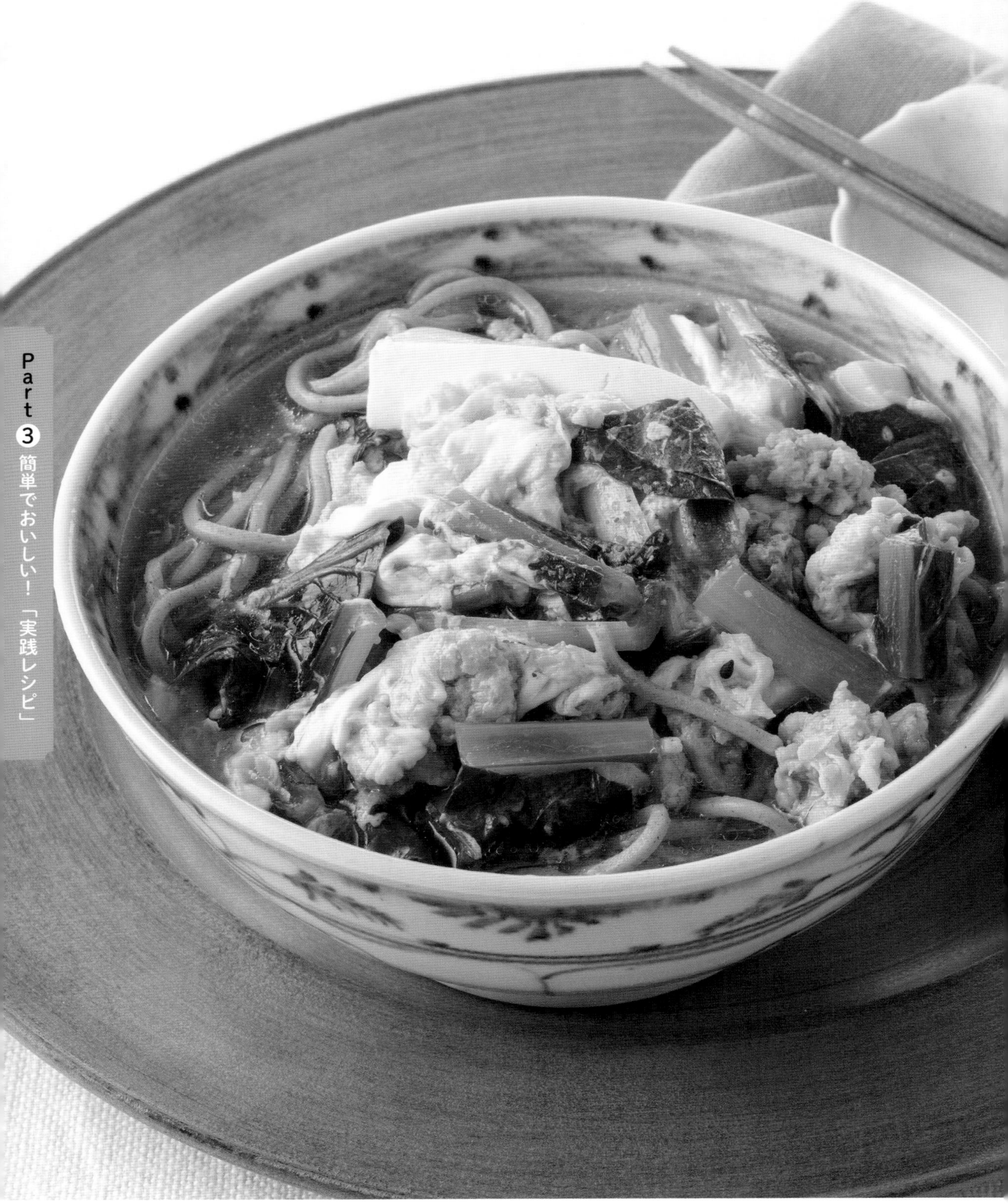

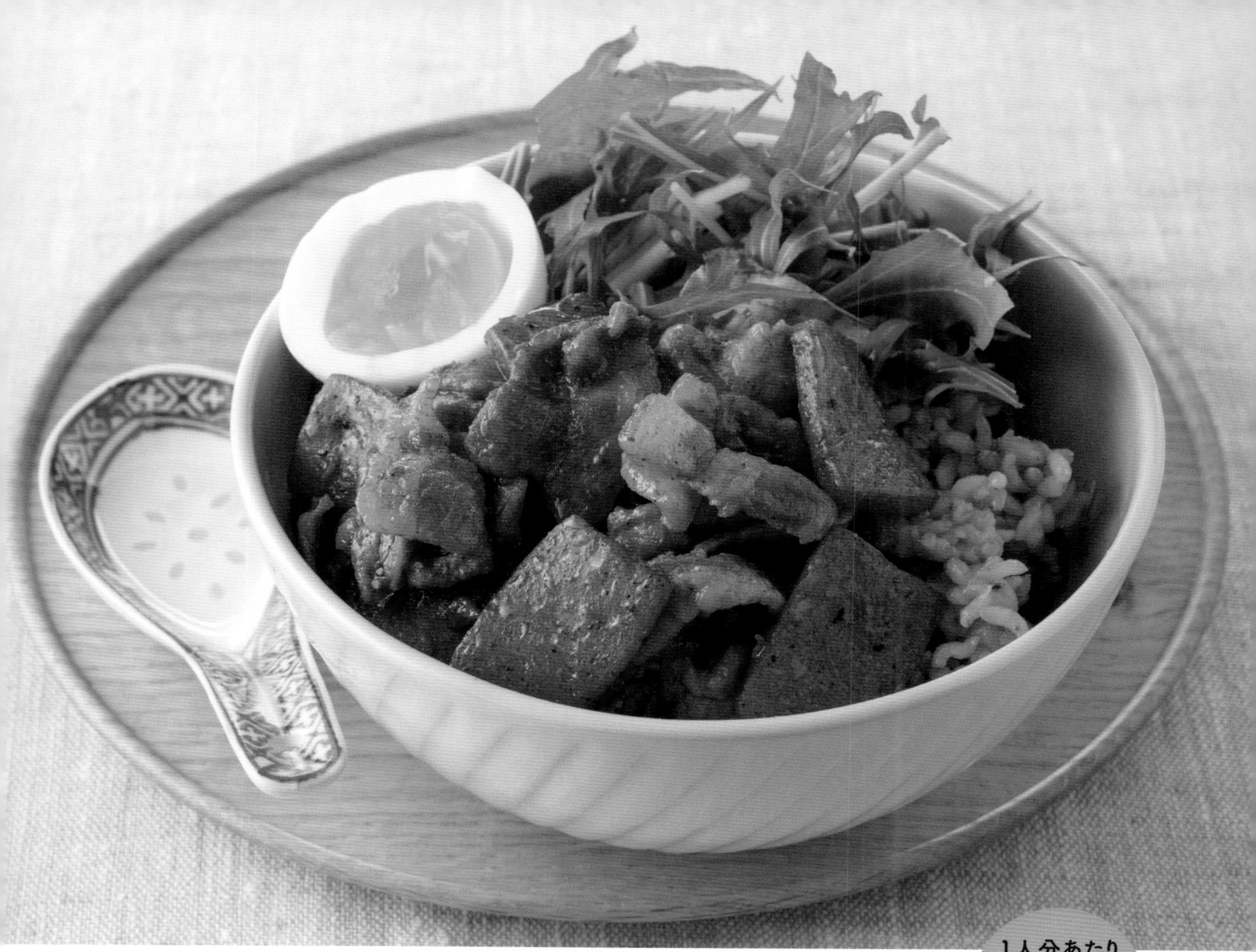

1人分あたり
511
kcal

和食では味わえない風味を楽しめる台湾料理

簡単ルーロー飯

材料（2人分）

豚こま切れ肉……150g
水菜……1株
ゆで卵……1個
こんにゃく……1/2枚（100g）
ごま油……大さじ1/2
しょうが（みじん切り）……1/2片
Ⓐ
- 水……1カップ
- しょうゆ・酒…各大さじ1・2/3
- 砂糖……大さじ1
- オイスターソース……小さじ1
- 五香粉……小さじ1/3

玄米ご飯……300g

作り方

1 豚肉は大きければ半分に切る。水菜は食べやすい長さに切る。ゆで卵は殻をむく。

2 こんにゃくは縦半分に切ってから薄切りにする。鍋に湯を沸かし、さっとゆでてザルにあげ、しっかりと水けをきる。

3 フライパンにごま油としょうがを入れて熱し、1の豚肉をほぐしながら炒める。焼き色がついたら端に寄せ、2を加えて炒める。さらに、Ⓐを加えて混ぜ、味をなじませる。

4 1のゆで卵を加え、フタをして約5分煮る。フタを取り、汁けがなくなるまで、ときどき混ぜながら炒め煮にする。

5 玄米ご飯を器に盛り、ゆで卵以外の4をのせる。1の水菜を添え、ゆで卵を半分に切ってのせる。

春雨でボリュームアップ！

えびとささみの生春巻き

材料（2人分）

Ⓐ
- 酢 …… 50mℓ
- 砂糖 …… 35g
- 赤唐辛子（粗みじん切り） …… 1本

- ナンプラー …… 大さじ1
- えび（殻つき） …… 8尾
- 鶏ささみ …… 2本（100g）
- 塩・砂糖 …… 各小さじ1/2
- 酒 …… 大さじ1
- もやし …… 1/2袋
- 緑豆春雨（乾） …… 15g
- きゅうり …… 1本
- ライスペーパー …… 4枚
- しその葉 …… 4枚

1人分あたり
369
kcal

作り方

1 最初に、つけだれを作る。小鍋にⒶを入れて火にかけ、とろみが出るまでかき混ぜながら加熱する。最後にナンプラーを加えて混ぜたら、小皿に移す。

2 鍋に湯を沸かし、えびを殻つきのままゆでる。粗熱が取れたら殻をむき、背中から縦半分に切って背ワタを取る。

3 鶏ささみは筋を取って塩、砂糖をもみ込み、耐熱皿に並べる。酒を振りかけてラップをふんわりとかけ、電子レンジで2～3分加熱する。粗熱が取れるまでそのままおいておく。粗熱が取れたら、手で粗く裂く。

4 鍋に湯を沸かし、もやしをさっとゆでて、水けをきる。春雨は袋の表示どおりに戻し、ザルにあげてキッチンペーパーでしっかりと水けを取る。きゅうりは斜め薄切りにしてから細切りにする。

5 ライスペーパー1枚をさっと濡らし、その上にしその葉を1枚敷き、2のえびを4切れ並べて、3と4を1/4量ずつのせる。手前から具をくるむように、空気を抜きながらきつく巻く。巻き終わりを下にして、固く絞った濡れ布巾をかけておく。残りも同様に作り、食べやすい大きさに切り分け、器に盛り、1のつけだれを添える。

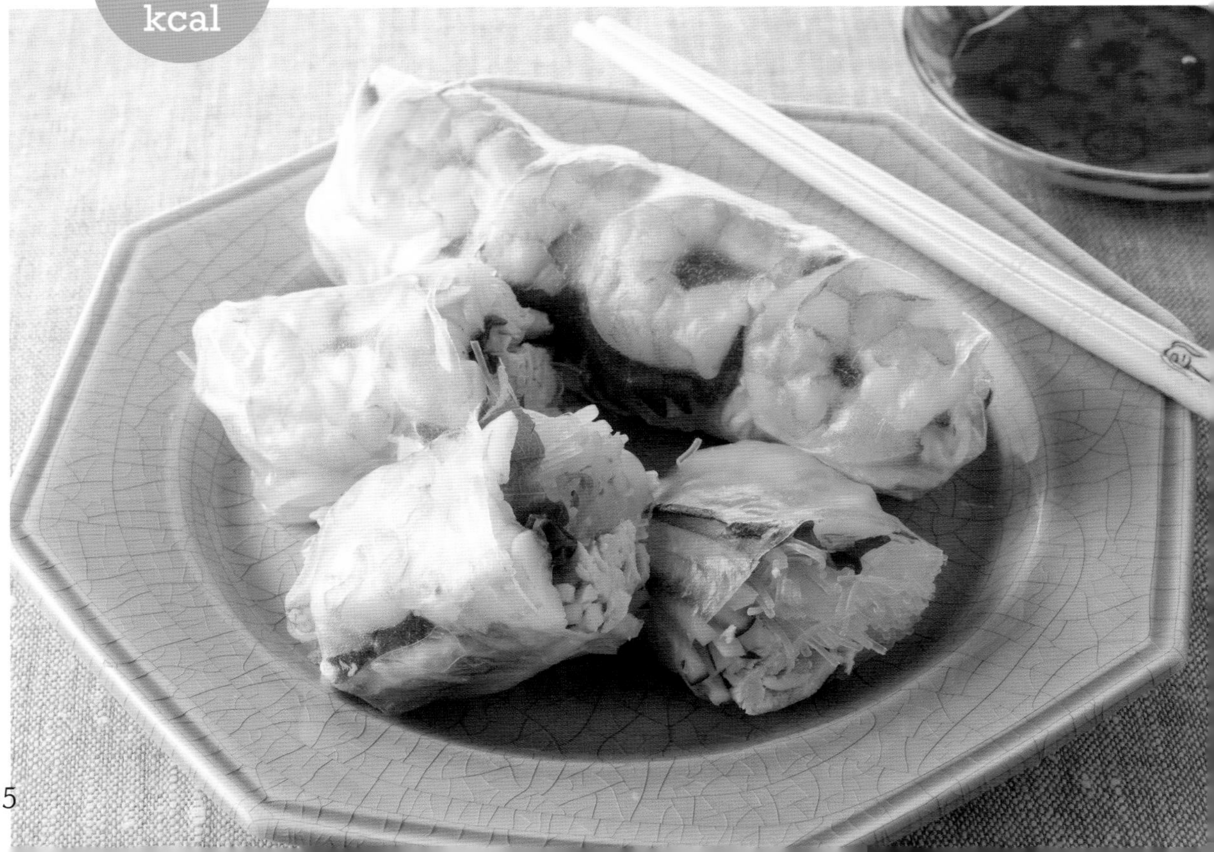

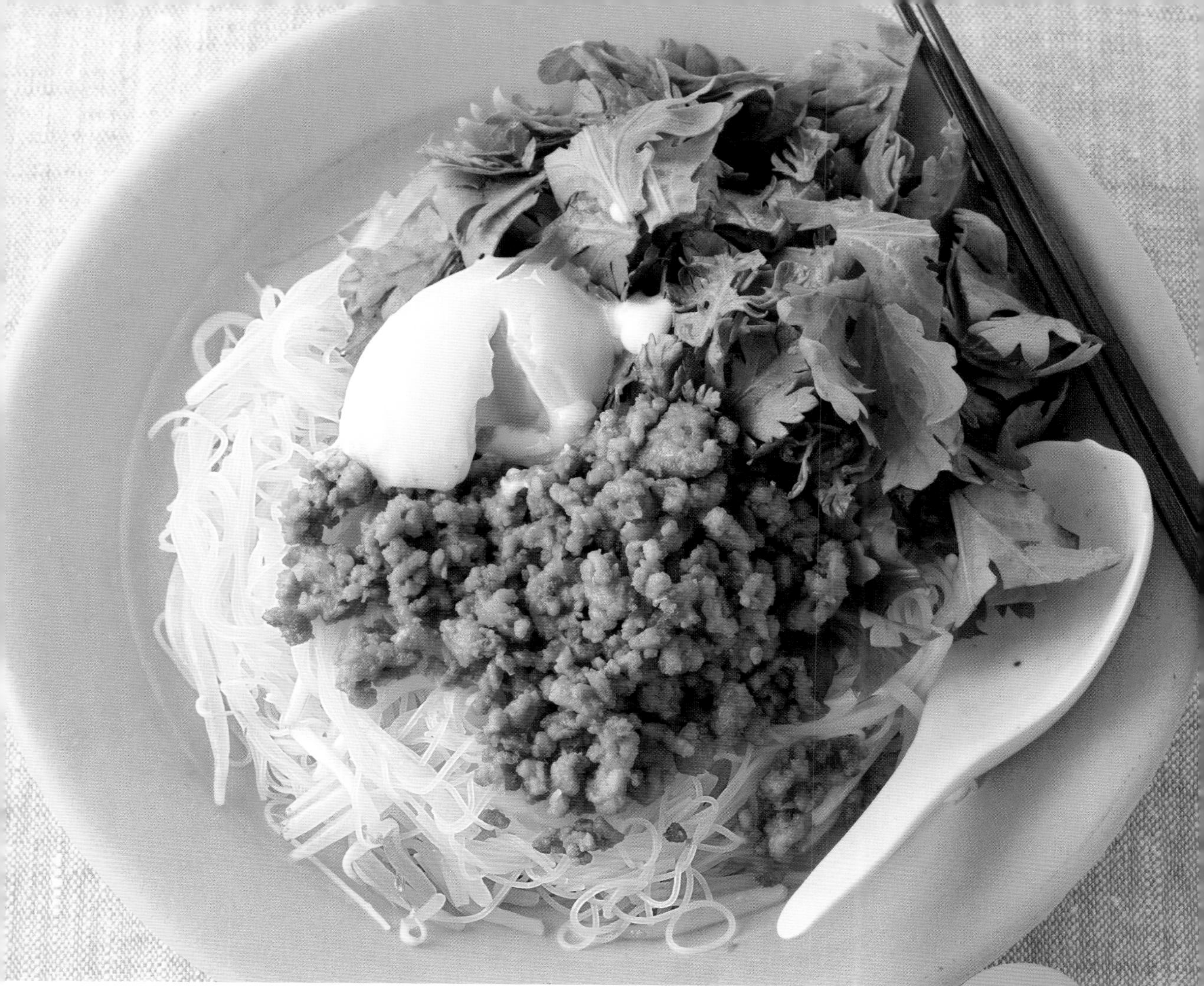

やみつきになる肉みそのうまさ！

ビーフンのまぜそば風

1人分あたり
596
kcal

材料 (2人分)

ビーフン（乾）……150g
Ⓐ ごま油・酢・しょうゆ……各小さじ1
もやし……1/2袋
春菊……1/2束
ごま油……小さじ1
豚ひき肉……150g
Ⓑ 水……1/3カップ
酒・みそ……各小さじ4
砂糖・オイスターソース……各小さじ1
しょうが（みじん切り）……1片
温泉卵……2個

作り方

1 鍋にたっぷりの湯を沸かし、ビーフンを袋の表示どおりにゆでる。流水で洗い、しっかり水けをきったらボウルに移し、Ⓐを入れてビーフンに絡めておく。

2 もやしは耐熱皿に入れ、ラップをふんわりとかけて、電子レンジで1分30秒加熱し、水けをきっておく。春菊は2cm幅に切る。

3 フライパンにごま油を熱し、豚ひき肉を加えて炒める。肉の色が変わってきたら混ぜ合わせたⒷを入れ、汁けが少し残るくらいまでかき混ぜながら煮詰める。

4 器に1のビーフンを盛り、2と3をのせ、最後に温泉卵をのせる。混ぜながら食べる。

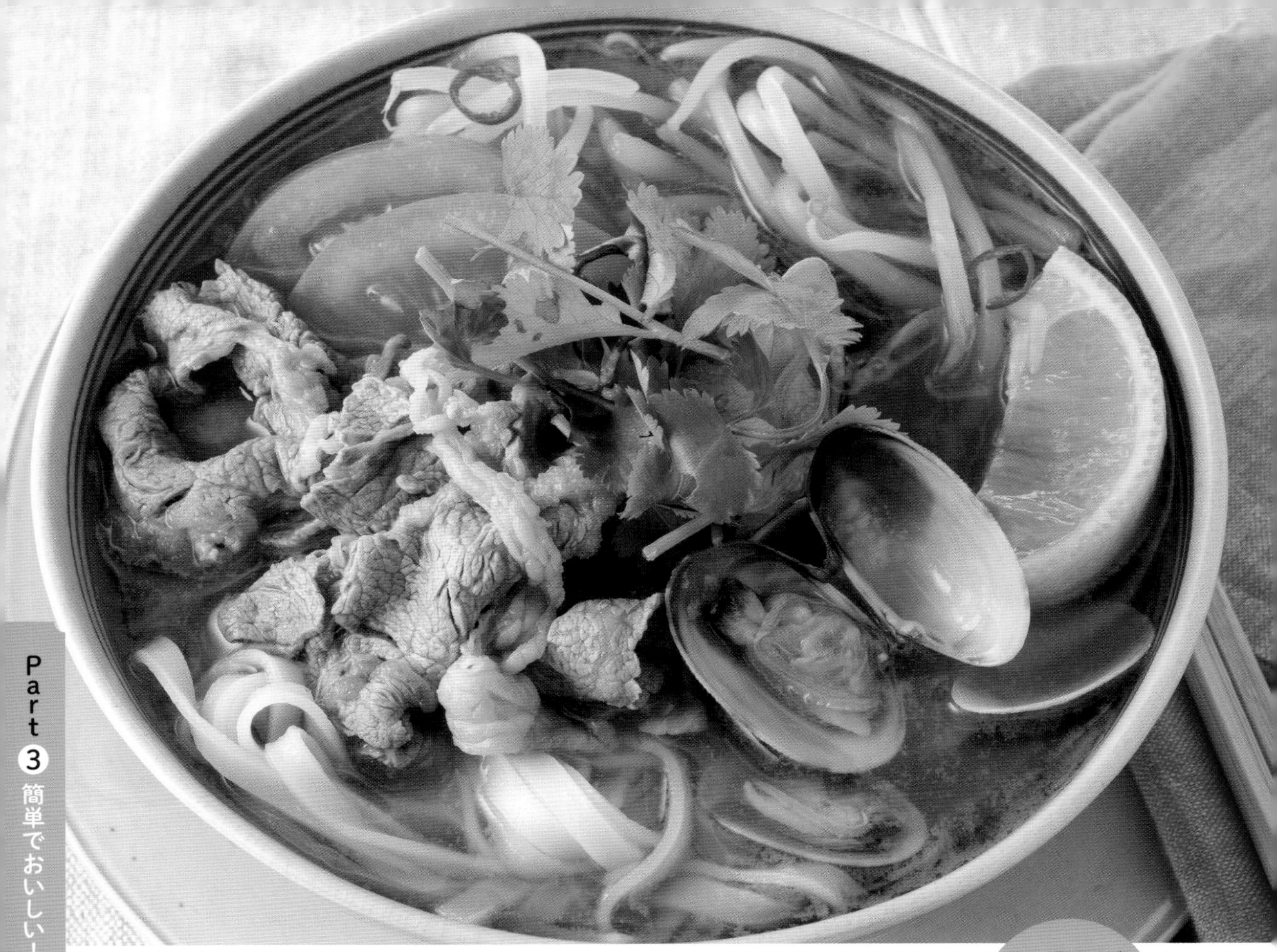

1人分あたり
351
kcal

あさりと牛肉の旨みがたっぷりのベトナム麺料理

あさりと牛肉のフォー

材料（2人分）

フォー（ライスヌードル・乾）……120g
パクチー……2本
トマト……1/2個
あさり（殻つき・砂抜きしたもの）……200g
ごま油……大さじ1/2
酒……大さじ3
牛しゃぶしゃぶ用肉……100g
もやし……1/2袋
水……2カップ
赤唐辛子（輪切り）……1/2本分
Ⓐ ナンプラー……大さじ1・1/3
Ⓐ しょうゆ……大さじ1
Ⓐ 砂糖……小さじ1
レモン（くし形切り）……適宜

作り方

1 鍋にたっぷりの湯を沸かし、フォーを袋の表示どおりにゆでる。流水で洗い、ぬめりを取っておく。

2 パクチーはざく切りにする。トマトは半月切りにする。あさりは殻をこすり合わせて洗い、水けをきっておく。

3 鍋にごま油を熱し、2のあさりを入れてさっと炒める。酒を加え、フタをして強火にする。あさりの口が開いてきたら、牛肉ともやしを加えてひと混ぜし、水と赤唐辛子を加えてひと煮立ちさせる。

4 Ⓐを加えて、味が薄いようなら塩、こしょう（分量外）で味を調える。1のフォーと2のトマトを加えて、さっと温めたら器によそう。2のパクチーをのせ、お好みでレモンを搾る。

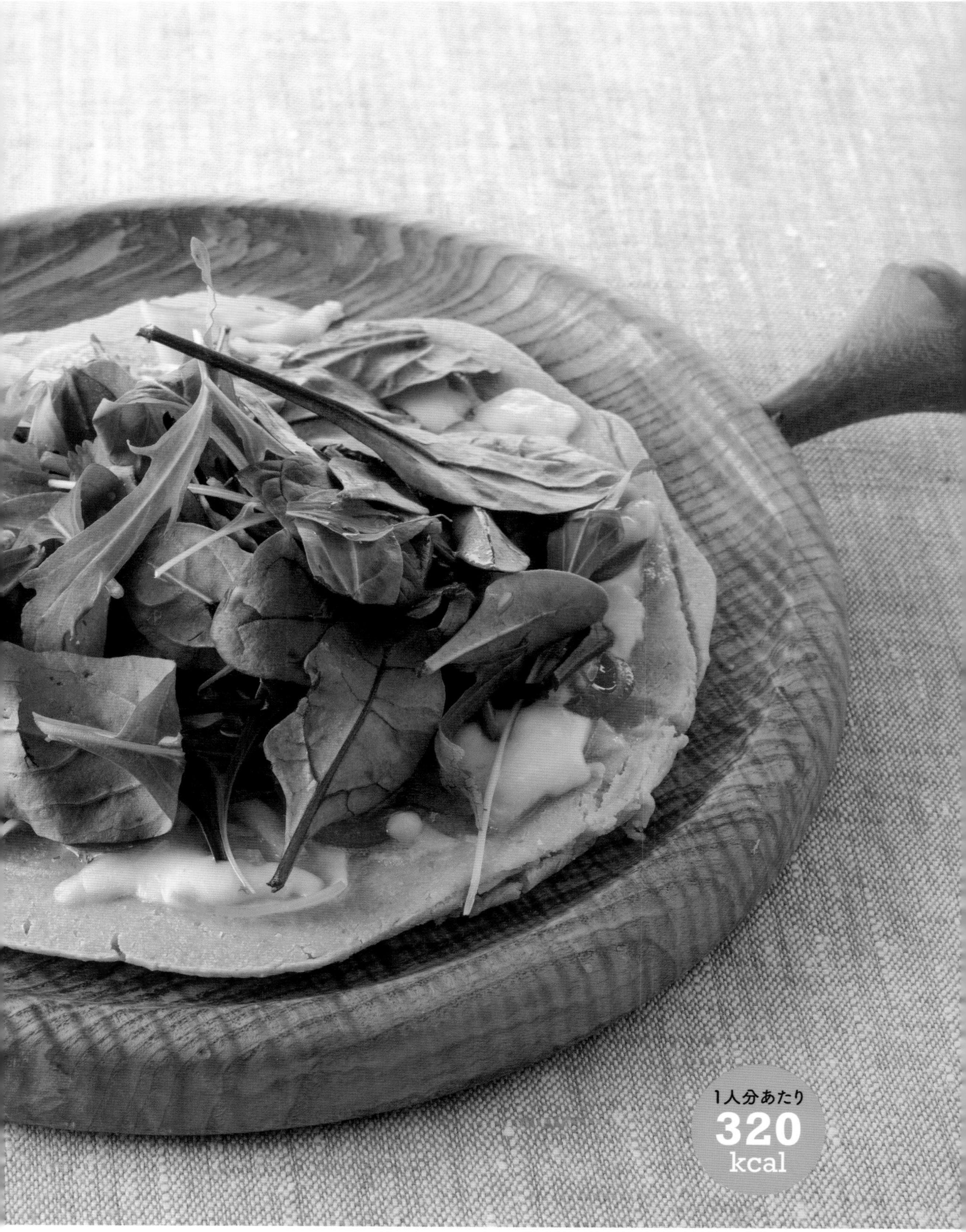
1人分あたり
320
kcal

フライパンで簡単に作れる
グルテンフリーのピザ！

オートミールピザ

材料 （2人分）

ミニトマト……4～5個
ハム……5枚
オートミール……30g
Ⓐ おからパウダー……大さじ2
　 片栗粉……大さじ1
　 塩……少々
水……1/2カップ
オリーブ油……小さじ2
Ⓑ マヨネーズ……小さじ2
　 中濃ソース……大さじ1/2
ピザ用チェダーチーズ……40g
ベビーリーフ……適量

作り方

1 ミニトマトは3～4等分の輪切りにする。ハムは6等分に切る。

2 オートミールはフードプロセッサーで粉末状にする。Ⓐを入れて混ぜ、水を加えて混ぜ合わせ、10分程度なじませておく。最後にオリーブ油を加えて混ぜ、2等分にして丸いピザ生地状に延ばす。

3 フライパンにオリーブ油（分量外）を薄くひき、2のピザ生地をのせて弱火で約3分焼く。焼き色がついたら裏返し、一度火を止め、Ⓑを混ぜて半量を薄く塗り広げ、1の半量と、チーズ半量をのせる。再度弱火にかけ、フタをして5分ほど蒸し焼きにする。チーズが溶けたらベビーリーフを半量のせて火を止め、フタをして30秒ほど蒸らし、器に盛る。残りも同様に作る。

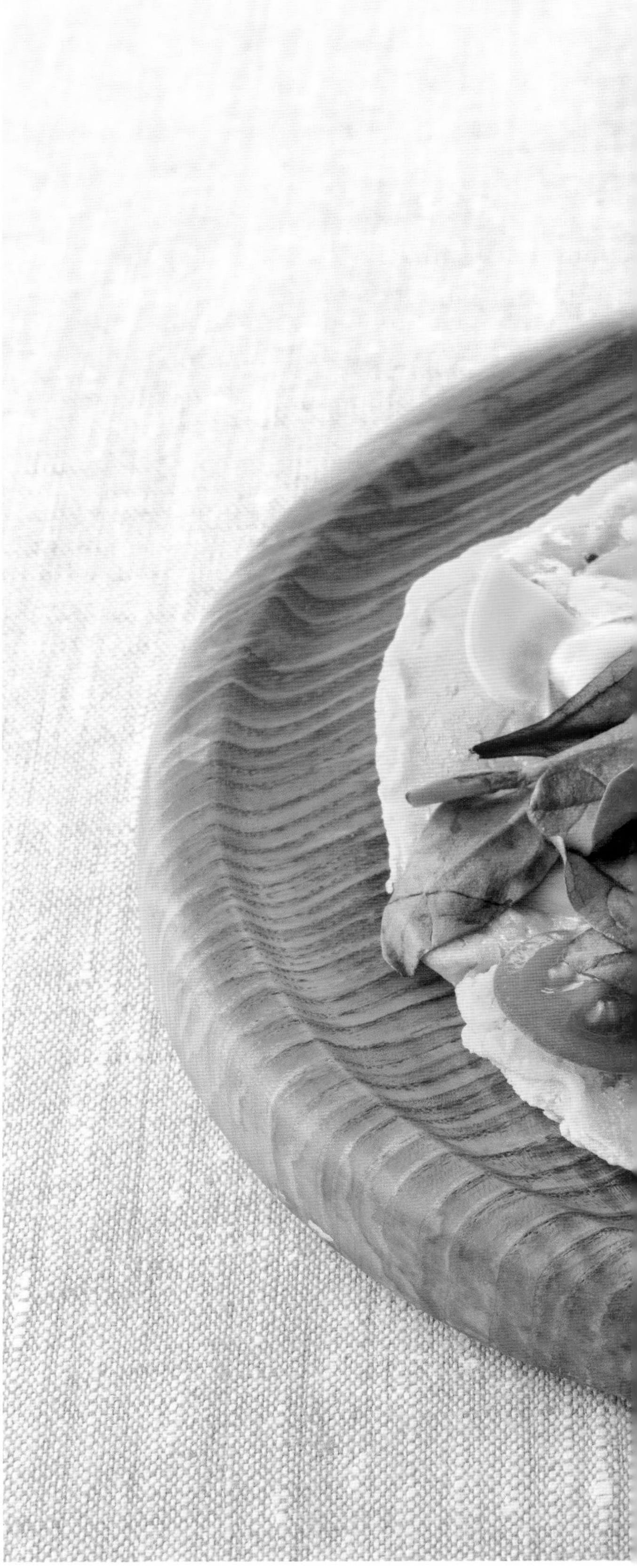

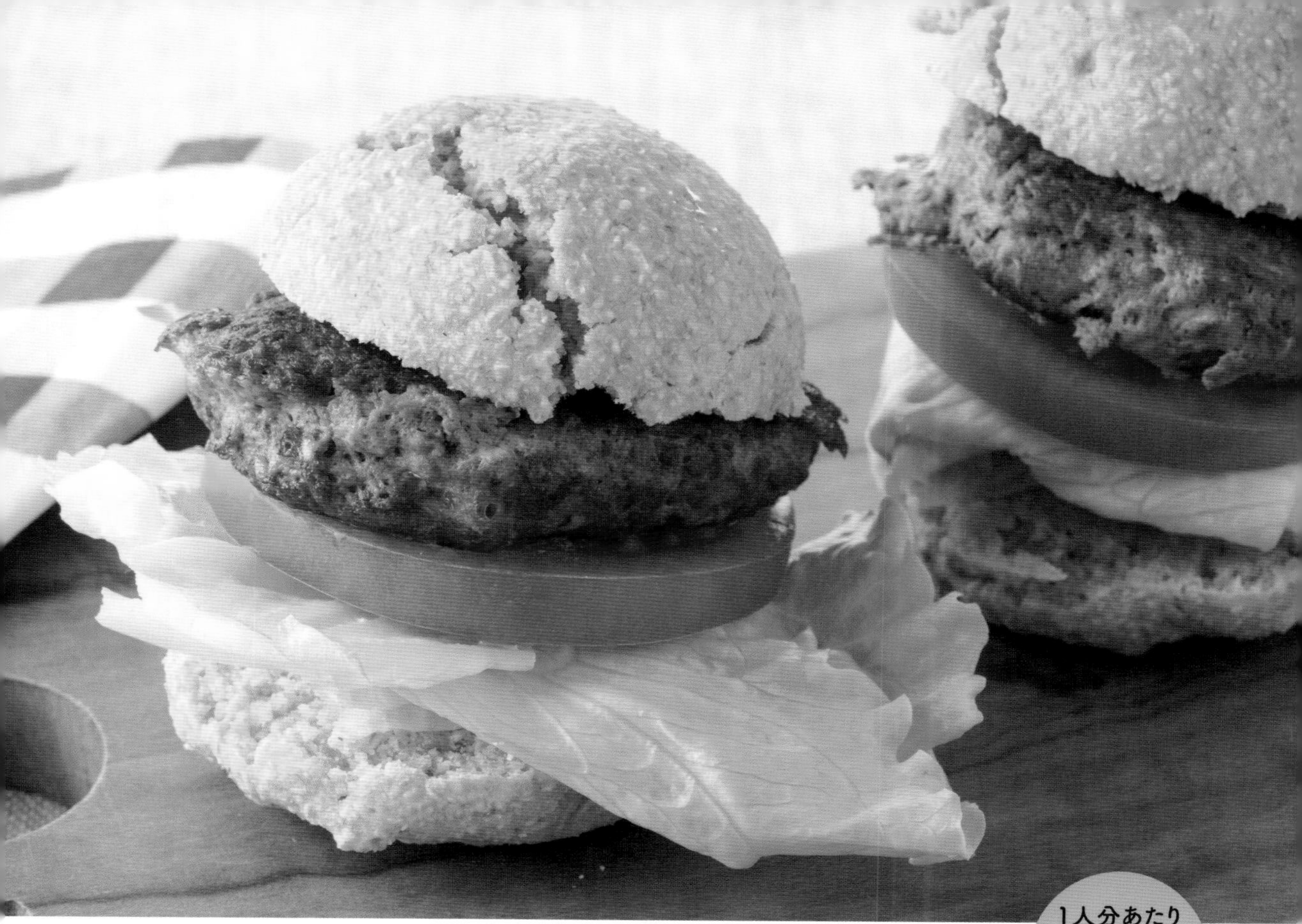

1人分あたり
538
kcal

ふわふわ、もちもちのパンがおいしい!

オートミールパンのハンバーガー

材料（2人分）

オートミール		120g
卵		2個
Ⓐ	片栗粉	35g
	きび砂糖	大さじ1
	ベーキングパウダー	小さじ1
	塩	小さじ1/4
水		100～110mℓ
Ⓑ	塩	小さじ1/3
	こしょう・ナツメグ	各少々
牛ひき肉		200g
バター		10g
マスタード		適量
レタス		小2枚
トマト		1/2個

作り方

1 オートミールはフードプロセッサーで粉末状にする。卵（1個）は溶きほぐしておく。

2 ボウルに1のオートミールとⒶを入れて混ぜる。なじんだら1の溶き卵を加え混ぜて、さらに水を加えながらまとめる。手を濡らし、2等分して丸める。

3 2を200℃に予熱したオーブンで20～25分焼く。

4 ボウルに卵（1個）を溶きほぐし、Ⓑと牛ひき肉を加え、よく混ぜ合わせる。

5 熱したフライパンにバターを溶かし、4を2等分して小判形に薄く広げ、両面をしっかりと焼く。

6 3のパンを横半分に切り、切った断面にマスタードを薄く塗り広げる。レタス1枚をたたんで片方のパンの上にのせ、さらにスライスしたトマト、5のハンバーグの順に重ねる。最後にもう片方のパンで挟んだら、器に盛る。残りも同様に作る。

オートミールがとろみのあるやわらかい食感に

オーバーナイトオーツ

材料（2人分）

オートミール……80g
きび砂糖……大さじ1～2
アーモンドミルク（無糖）……1カップ
バナナ……1本
オレンジ……1個
くるみ……20g
シナモンパウダー……適宜

作り方

1 ボウルにオートミール、きび砂糖、アーモンドミルクを入れて混ぜる。なじんだらラップをかけ、冷蔵庫で一晩（約5～6時間）寝かせる。

2 バナナは斜め薄切りにする。オレンジは皮を切り落とし、いちょう切りにする。くるみは粗く砕く。

3 1を器に移し、その上に2をのせる。お好みでシナモンパウダーを振る。

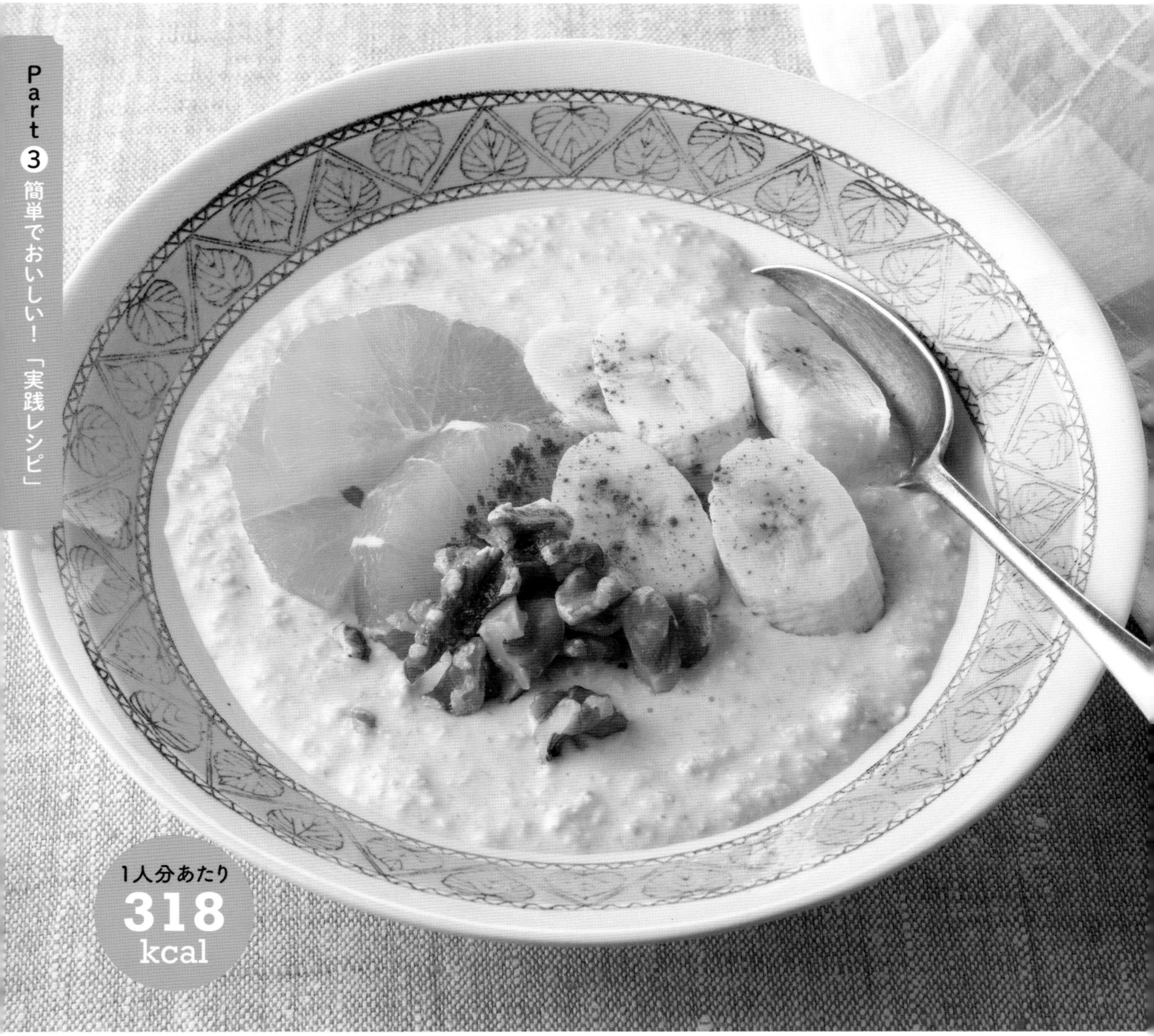

1人分あたり 318 kcal

デザート＆飲み物レシピ

低FODMAPで、しかもおいしい！
デザートと飲み物のレシピを7品ご紹介します。

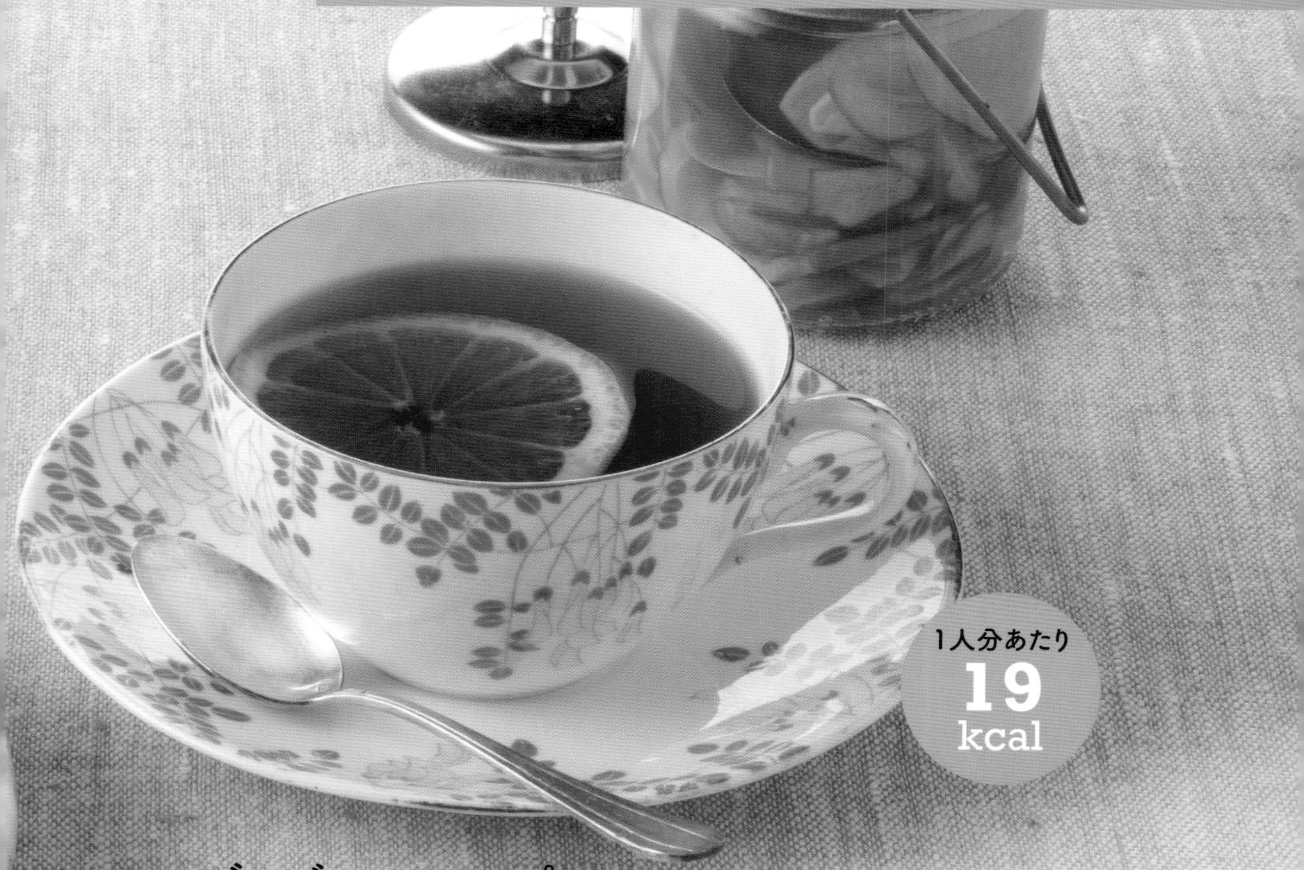

1人分あたり
19
kcal

ジンジャーシロップ

材料（作りやすい分量）

しょうが（スライス）……50g
グラニュー糖……50g
水……1カップ

作り方

1 鍋に湯を沸かし、しょうがをさっとゆでて、ザルにあげて水けをきる。

2 別の鍋にグラニュー糖と分量の水、1を入れて煮る。煮立ったら弱火にして、10分ほど煮て火を止める。粗熱が取れたら保存瓶などに移し、冷蔵庫で保存する（約1か月保存可能）。

ジンジャーシロップのレモンティー

材料（2人分）

湯……1・1/2カップ
紅茶（ティーバッグ）……2個
ジンジャーシロップ……大さじ2～3
レモン（スライス）……2枚

作り方

1 湯を沸かして紅茶を入れる。

2 カップにジンジャーシロップを入れ、1を注ぎ入れ、レモンを浮かべる。

バナナの甘みがグンとアップ！

焼きバナナ

材料（2人分）

バナナ……………………………2本
バター……………………………15g
グラニュー糖………………大さじ1
くるみ（ロースト・無塩）……10g
シナモンパウダー………………適量

作り方

1 バナナは皮をむいて縦半分に切る。

2 フライパンにバターを熱し、バナナを並べ入れて1～2分焼く。裏返してさらに焼き、グラニュー糖を振りかける。こんがりと色づくまで焼いたら、器に盛る。砕いたくるみを散らし、シナモンパウダーを振る。

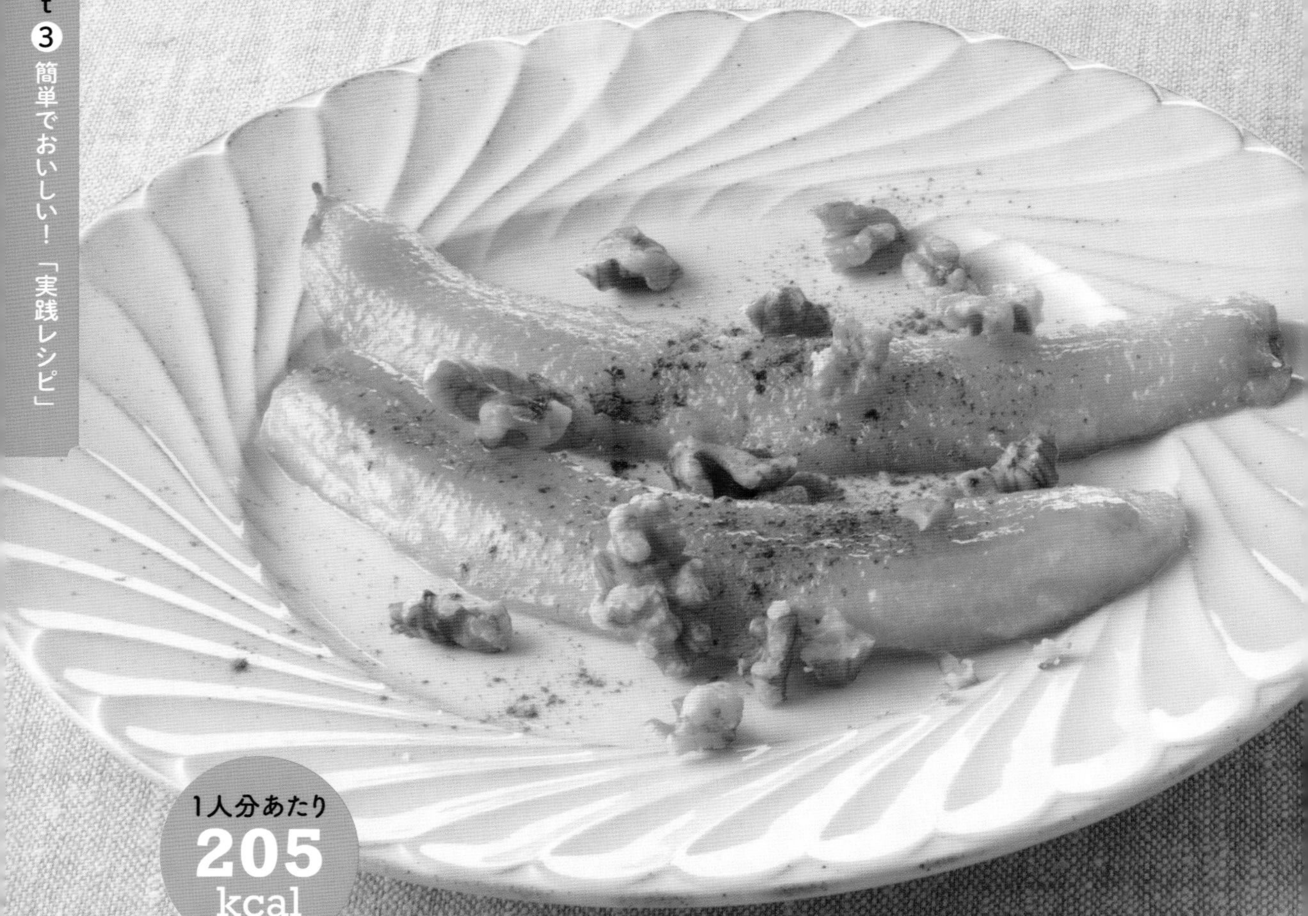

1人分あたり
205
kcal

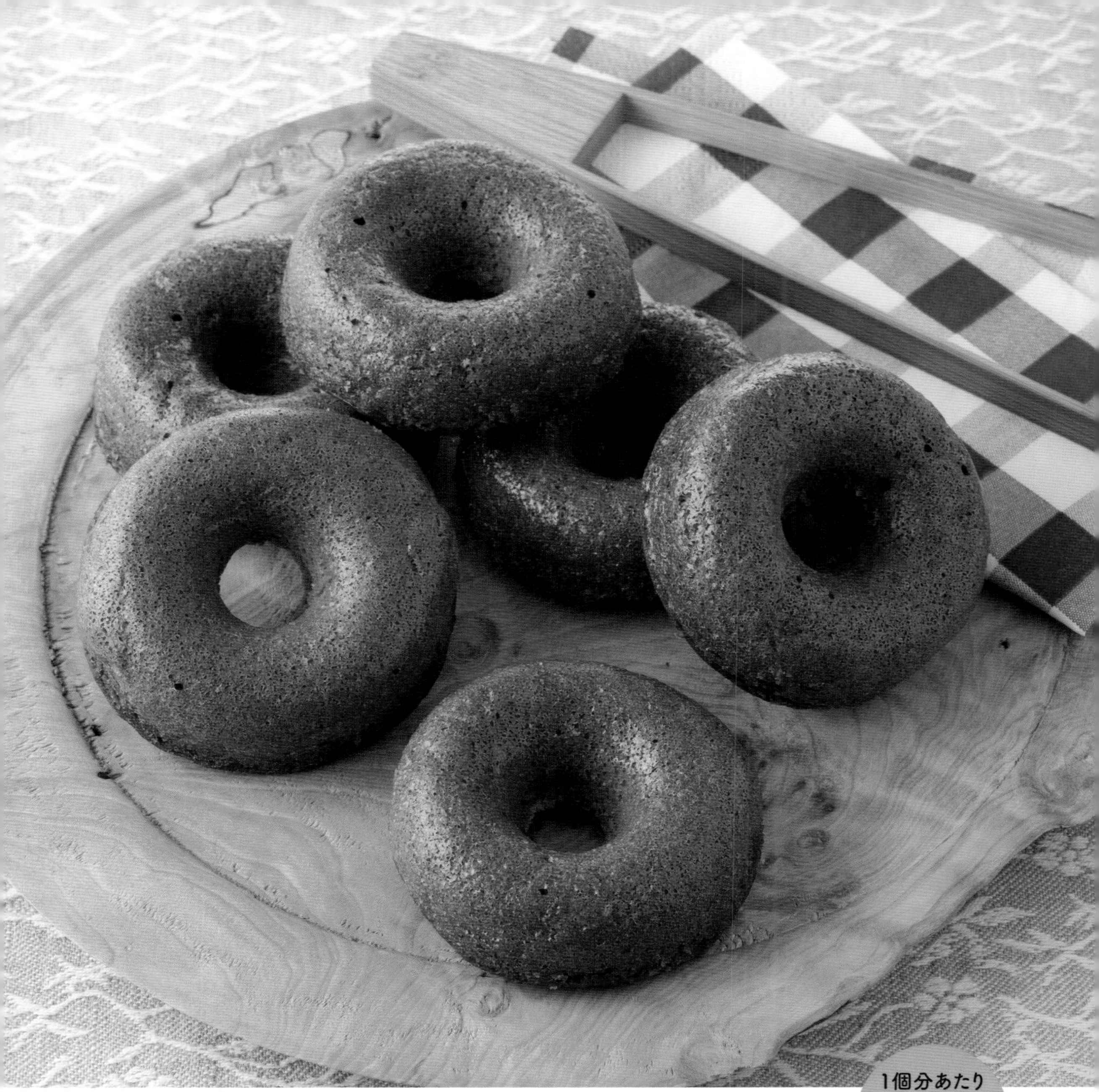

1個分あたり
95
kcal

油を使わないヘルシーなドーナツ!

ココア風味のおから焼きドーナツ

材料 (6個分)

- 卵 …… 1個
- アーモンドミルク(無糖) …… 1カップ
- 砂糖 …… 60g
- おからパウダー …… 60g
- ココアパウダー …… 小さじ2
- ベーキングパウダー …… 小さじ1
- シナモンパウダー …… 少々

作り方

1. ボウルに卵を溶きほぐし、アーモンドミルク、砂糖を加えて滑らかになるまで混ぜる。
2. おからパウダーとココアパウダー、ベーキングパウダー、シナモンパウダーを加えて混ぜ、滑らかになったら、ドーナツ型に流し入れる。
3. 180℃に予熱したオーブンで約15分焼く。

いちごソースで見た目も華やか！

アーモンドミルクゼリーのいちごソース

材料（2人分）

- いちご……100g
- グラニュー糖……30g
- レモン汁……小さじ1
- 水……大さじ2
- 粉ゼラチン……5g
- アーモンドミルク（無糖）……1・1/2カップ
- 砂糖……大さじ2
- ミント……適宜

作り方

1 まず、いちごソースを作る。いちごは洗って水けを取り、ヘタを取ったら、耐熱ボウルに入れてフォークの背などで粗くつぶす。ラップをせずに、電子レンジで1分加熱する。一度取り出して、やけどに注意しながらよく混ぜ、もう一度、電子レンジで30秒加熱する。すぐに取り出し、グラニュー糖とレモン汁を加えて混ぜる。粗熱が取れたら、冷蔵庫で冷やしておく。

2 小皿などに分量の水を入れ、粉ゼラチンを振り入れて混ぜ、ふやかしておく。

3 小鍋にアーモンドミルクと砂糖を入れて火にかける。砂糖が溶けたら火からおろし、2を加えて溶かし混ぜる。小鍋ごと氷水につけて、かき混ぜながらとろりとするまで冷やす。

4 器に流し入れ、冷蔵庫で冷やし固める。1のいちごソースをかけて、お好みでミントを飾る。

1人分あたり
148
kcal

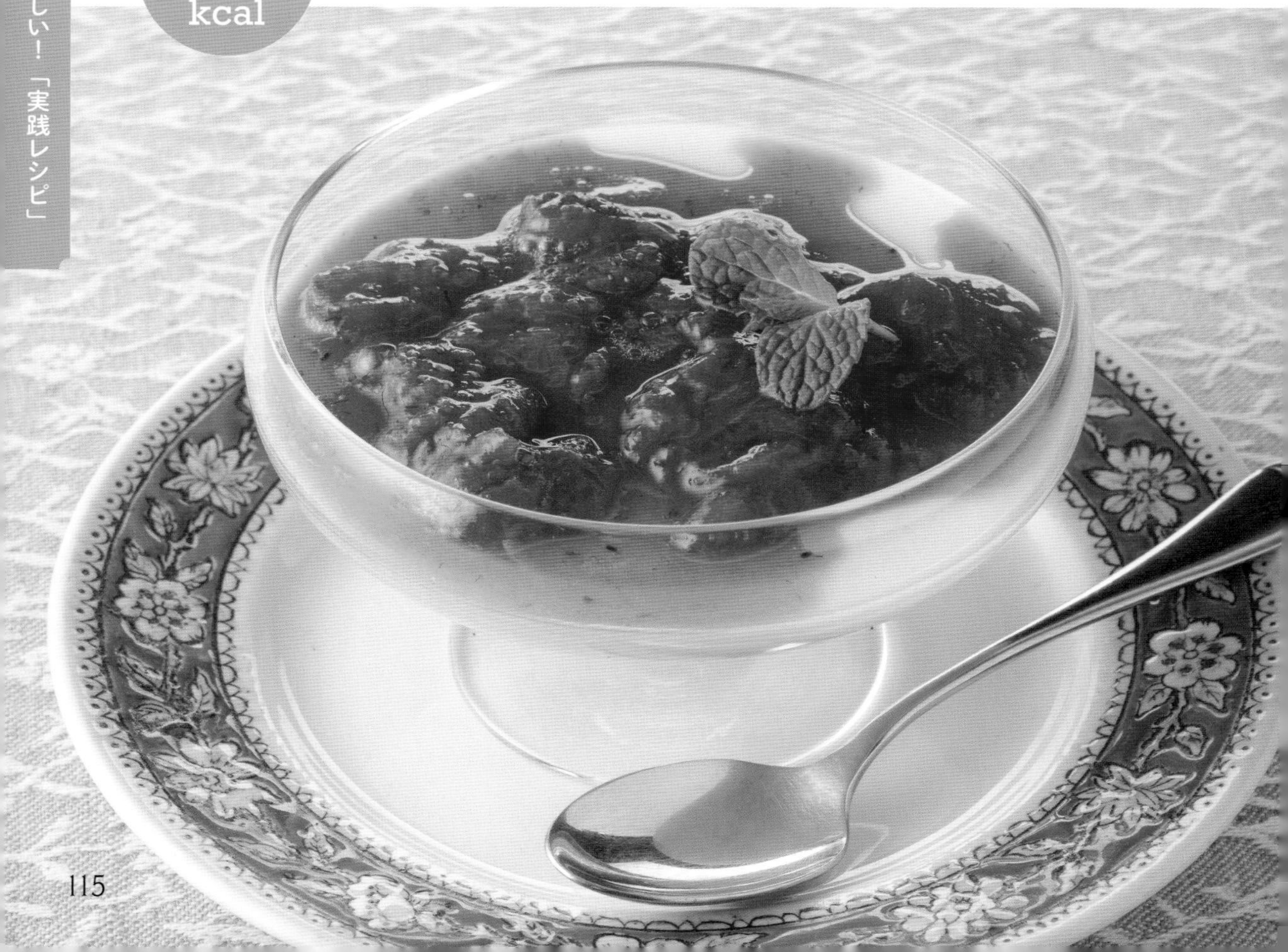

冷やしてもおいしい

白玉の黒ごま汁粉

材料（2人分）

白玉粉 …… 30g
水 …… 大さじ2
練り黒ごま …… 40g
砂糖 …… 30～40g
湯 …… 1/2カップ
アーモンドミルク（無糖）…… 1カップ
塩 …… ひとつまみ

1人分あたり
260
kcal

作り方

1 まず、白玉だんごを作る。ボウルに白玉粉を入れ、分量の水を少しずつ加えて、耳たぶくらいの硬さになるまで練り混ぜる（水が足りないようなら追加する）。ひと口大より小さめに丸めておく。

2 鍋にたっぷりの湯を沸かし、1をゆで、浮いてきたら水にとる。

3 小鍋に練り黒ごまと砂糖を入れて、湯を少しずつ加えながら滑らかになるまで混ぜ合わせる。アーモンドミルクを加えたら火にかけ、かき混ぜながら温める。塩を入れて、器に注ぎ、2を加える。

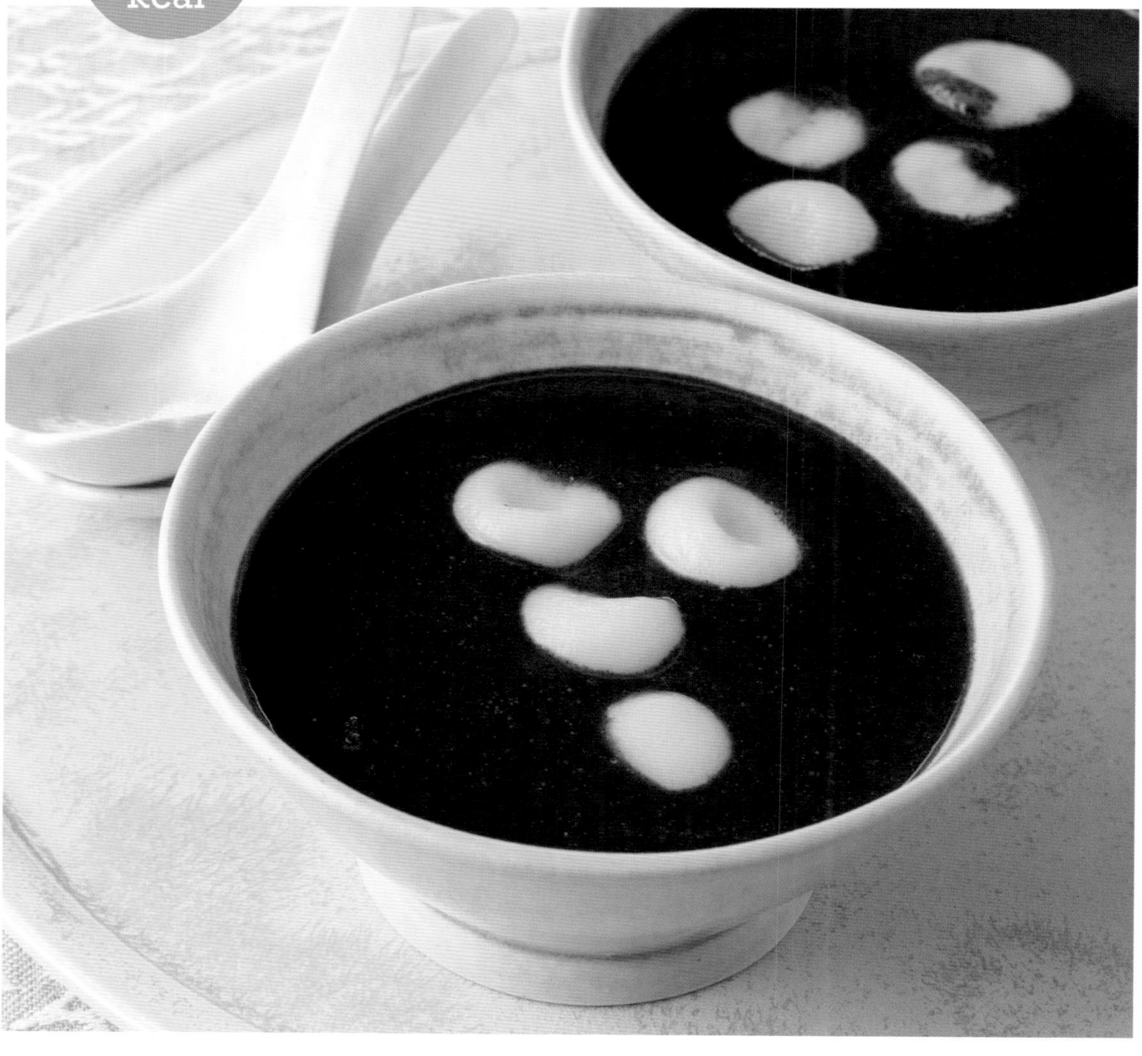

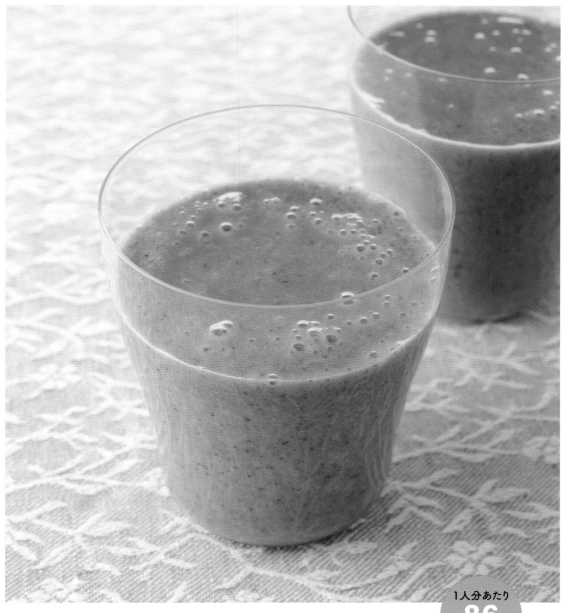

1人分あたり 86 kcal

ゴクゴク飲めるグリーンスムージー

小松菜とバナナのスムージー

材料（2人分）

小松菜	3株
バナナ	1本
アーモンドミルク（無糖）	1カップ
砂糖	小さじ2～3
水	1/4 カップ

作り方

1 小松菜はざく切りにする。バナナはひと口大に切る。

2 1とアーモンドミルク、砂糖、水をミキサーに入れて、滑らかになるまで攪拌したらコップに注ぎ入れる。

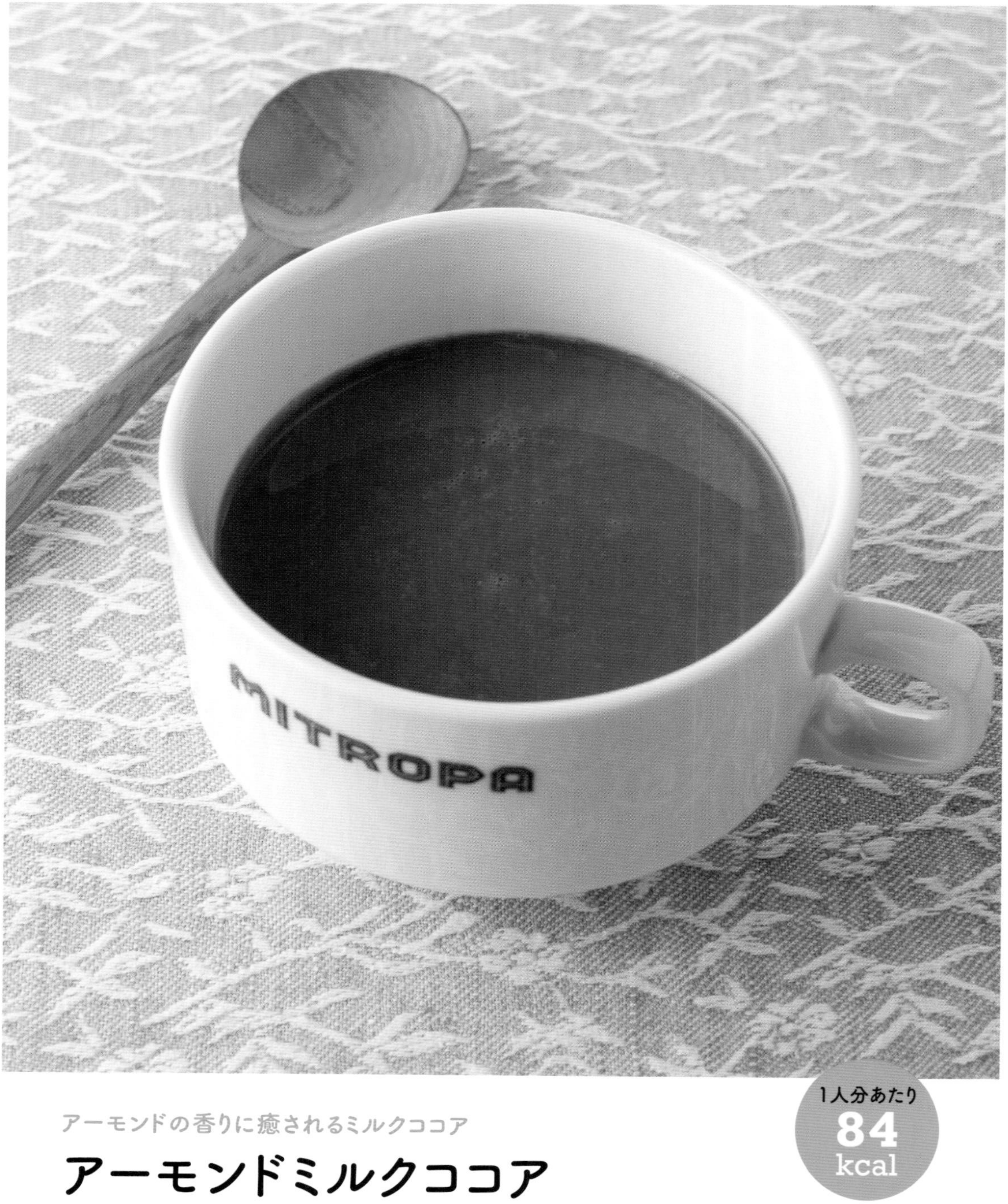

アーモンドの香りに癒されるミルクココア

アーモンドミルクココア

1人分あたり
84
kcal

材料（2人分）

ココアパウダー（無糖）…………10g
砂糖……………………………大さじ2
水………………………………小さじ4
アーモンドミルク（無糖）
……………………………1・1/2カップ

作り方

1 小鍋にココアパウダーと砂糖、水を入れて弱火にかけ、滑らかなペースト状になるまで練り混ぜる。

2 中火にして、アーモンドミルクを少しずつ加え、かき混ぜながら温める。沸騰直前で火を止めてカップに注ぎ入れる。

低FODMAP食事法

実践前＆実践中の注意点

●低FODMAP食事法の実践前に、注意することは？

下痢や便秘、腹痛、おなかの張りなどのおなかの不調の裏に、クローン病や潰瘍性大腸炎、大腸がんといった病気が隠れているケースもあります。低FODMAP食事法を始める前に、それらの病気にかかっていないか、一度、病院で検査を受けることをおすすめします。特に、右のチェックリストで、1つでも該当する項目がある人は、必ず検査を受けてください。また、腹痛の原因が、必ず腸にあるとは限りません。おなかに不快感や違和感があったら、胃腸の検査だけでなく、腹部エコーや腹部CTなどの検査も受けて、膵臓や胆のう、肝臓などに病気がないか調べましょう。

1つでも該当する人は
病院で検査を受けよう！

- □ 55歳以上である
- □ 何もしていないのに体重が落ちた（体重の10％以上）
- □ 貧血、下血がある
- □ 進行性の嚥《えん》下《げ》障害（うまく食べられない・飲み込めない）がある
- □ 物を飲み込むときに痛みがある
- □ 慢性的に吐いてしまう
- □ 消化器系のがんにかかった家族がいる
- □ 消化性潰瘍にかかったことがある
- □ おなかにしこりがある
- □ 鎮痛剤、頭痛薬、カゼ薬、血液をサラサラにする薬を服用している
- □ リンパ節が腫れている
- □ ピロリ菌に感染している

●除去期に高FODMAP食品を食べてしまったら

除去期に高FODMAP食品を食べてしまっても、症状は数日で治まります。決してあわてずに、「おなかを温める」「ぬるめのお風呂に入る」「十分な睡眠を取る」など、リラックスした状態で経過を見守ってください。

●低FODMAP食事法を続けているのに効果が現れない

まず、正しい方法で実践しているかどうか、確認してください。特に、少量でも影響が出やすい、タマネギやニンニク、小麦が除去できているか、しっかりとチェックしましょう。なお、腹筋を鍛えるトレーニングをして、おなか周りの筋力をつけると、効果が現れやすくなります。

おわりに

この本は、たくさんの患者さんから「専用のレシピ本を作ってほしい」という要望を受けて制作したもので、画期的な低FODMAP食事法のレシピ本となりました。

最後に、補足を述べます。

第1に、高FODMAP食品すべてを、完全に食べてはいけないわけではありません。

パン（フルクタン）は合わなくても、リンゴ（フルクトース・ポリオール）は食べられる人もいます。高FODMAP食品すべてを、一生除去するのが低FODMAP食事法だと誤解している医師もいるので注意してください。

食物アレルギーと違って、自分の腸にどのFODMAP成分が合わないか、しっかり自己分析できれば、たとえ高FODMAP食品だったとしても少量なら食べられることが多いのです。つまりは**自己調節できる**のです。

この点が、食べると息苦しくなって呼吸困難になったり、血圧が下がったり、全身にじんましんが出たりするなど、いわゆるアナフィラキシーショックの原因になる「食物アレルギーを起こす食べ物」との大きな違いです（セリアック病患者におけるグルテンは、完全に除去する必要があります）。

第2に、「高FODMAP」「低FODMAP」の分類に関しては、大学によって見解が異なっている場合があります。

たとえば、セロリに関しては、豪・モナシュ大学は高FODMAP食品とし、米・スタンフォード大学では低FODMAP食品としています（高FODMAP食品が正しい）。食材には産出地や種類で差があるため、このような見解の差異が生じるのです。完全に一致することは、これからもないでしょう。

果物などは、品質改良によって甘すぎる（果糖が増強されている）ものもあります。また、すべての食品のFODMAP成分について、解析が終わっているわけではありません。

しかし、**食べていいかどうかは最終的に、あなたの腸が決めればよいのです。**ぜひ、食べたときに自らの腸が発するメッセージを注意深く聞く「傾腸」をしてみてください。

第3に、実行可能なレシピにすることです。

レシピは、実行可能なものでなくては意味がありません。作るのが困難だったり、厳格にすべての高FODMAP食品を除去したレシピでは、実際に食べられる料理にはなかなかなりません。本書のレシピは、**実験室の「試薬」としてではなく、「おいしく楽しく食べられるレシピ」になっています。**

医学は、常に更新されていくものです。現時点で、医学的にわかっていることをまとめたのが本書です。これから明らかになってくることも多いはずですが、それを全部待っていては、現代に生きている人を救うことはできません。

いま目の前で困窮している患者さんの人生には、貴重な青春があり、大切なイベント（受験、恋愛、結婚、就職など）があり、一刻の猶予《ゆうよ》もありません。そんな患者さんを1秒でも早く救いたい、という気持ちで制作しました。

人生には、いましかできないことがあります。

これまで何を試しても、おなかの不調がよくならず、さまざまな人生のチャンスを逃し、悔し涙を流してきたあなたにこそ、この本を贈りたいのです。

これまで医師は、おなかの不調を抱える患者さんに、「刺激物を避け、食べすぎを避け、ごぼうやアスパラガスなどの食物繊維をたくさんとって、ヨーグルトやリンゴを食べましょう」という指導をしてきました。

しかし、最後まで読んだあなたならおわかりのとおり、過敏性腸症候群やＳＩＢＯの患者さんでは逆効果になることがあります。そしてその数は日本で、潜在的な患者も含めると１７００万人とも推定されます。まさに重大な健康問題です。

万人の腸によいという食事はありません。これからの時代は、一人ひとりの腸に合ったオーダーメイドの食事法が必要なのです。

この本をきっかけとして、あなたが、常に腸のことを意識せざるをえない毎日から解放され、あなたの人生が当たり前の幸福を取り戻すことを祈り、筆をおきます。

レシピのアレンジにも役立つ!

低FODMAP食事法 OK & NG食品リスト

低 FODMAP 食事法で役立つOK & NG 食品の一覧表です。OK 食品でも、1日の許容量が限られている場合もあるので注意しましょう。食品に含まれているFODMAP もわかるので、チェック期（38 ページ）の参考にしてください。また、食べたあとに、おなかの状態を確認する「傾腸」を行って、自分の体に合わない糖質を見極めましょう。

含まれているFODMAP

- ガ ……発酵性オリゴ糖のガラクトオリゴ糖
- フ ……発酵性オリゴ糖のフルクタン
- 乳 ……発酵性二糖類の乳糖（ラクトース）
- 果 ……発酵性単糖類の果糖（フルクトース）
- ポ ……発酵性ポリオール（ソルビトール、マンニトールなど）

穀類・その他加工品

OK

- ○白米
- ○玄米
- ○米粉類
- ○もち米・もち
- ○そば（十割）
- ○シリアル（米・オート麦）
- ○グルテンフリーの食品
- ○タコス
- ○スターチ
- ○コーンスターチ
- ○オートミール
- ○コーンミール
- ○フォー
- ○ビーフン
- ○こんにゃく麺
- ○海藻麺　など

NG

- ×大麦 ガ フ
- ×もち麦 ガ フ
- ×小麦 ガ フ
- ×ライ麦 ガ フ
- ×パン（大麦・小麦・ライ麦） フ
- ×ラーメン（小麦） フ 果
- ×パスタ フ
- ×うどん フ
- ×そうめん フ
- ×クスクス（小麦） フ
- ×ピザ フ
- ×お好み焼き フ
- ×たこ焼き フ
- ×シリアル（大麦・小麦・オリゴ糖・ドライフルーツ・はちみつを含むもの） フ　など

野菜・ハーブ

OK

- ○にんじん
- ○トマト・ミニトマト
- ○ブロッコリー（270g 未満） フ
- ○かぼちゃ
- ○ほうれん草
- ○チンゲン菜（115g 未満） ポ
- ○ピーマン（75g 未満） ポ
- ○オクラ（72g 未満） フ
- ○さやいんげん（125g 未満） ポ
- ○キャベツ（100g 未満） ポ
- ○紫キャベツ（100g 未満） ポ

- ○レタス
- ○白菜（500g未満）フ
- ○かぶ（100g未満）フ
- ○大根（280g未満）フ
- ○なす（182g未満）ポ
- ○きゅうり
- ○ズッキーニ（75g未満）フ
- ○パクチー（少量）
- ○モロヘイヤ
- ○もやし
- ○えだまめ（210g未満）フ
- ○たけのこ
- ○れんこん（150g未満）ガ 果
- ○しょうが
- ○しその葉（少量）
- ○みつ葉（少量）
- ○唐辛子（35g未満）フ
- ○パセリ
- ○ミント
- ○バジル
- ○オリーブ
- ○モリンガ　など

NG

- ×アスパラガス フ 果
- ×にら ポ
- ×さやえんどう ガ フ ポ
- ×スナップえんどう 果
- ×タマネギ ガ フ
- ×ゴーヤ ガ
- ×長ねぎ フ
- ×カリフラワー ポ
- ×セロリ ポ
- ×とうもろこし ポ
- ×ごぼう ガ
- ×ニンニク フ　など

いも類・豆類・ナッツ類・きのこ・海藻類・その他加工品

OK

- ○じゃがいも
- ○ヤムいも（300g未満）フ
- ○アーモンド（10粒以下）ガ
- ○ヘーゼルナッツ（10粒以下）ガ
- ○くるみ
- ○ピーナッツ
- ○栗
- ○松の実
- ○かぼちゃの種
- ○木綿豆腐
- ○わかめ（5g未満）ポ
- ○焼き海苔　など

NG

- ×さつまいも ポ
- ×里いも（タロイモ）ガ
- ×きくいも ガ
- ×大豆 ガ フ
- ×ひよこ豆 ガ
- ×あずき ガ フ
- ×あんこ ガ
- ×カシューナッツ ガ フ
- ×ピスタチオ ガ フ
- ×しいたけ ポ
- ×えのき ポ
- ×マッシュルーム フ ポ
- ×キムチ フ
- ×納豆 ガ
- ×梅干し（はちみつ入りのもの）果
- ×らっきょう ガ フ
- ×絹ごし豆腐 ガ フ
- ×豆乳（大豆由来）ガ　など

肉・魚・卵・スパイス

OK

- ○ベーコン
- ○ハム
- ○豚肉
- ○牛肉（赤身）
- ○鶏肉
- ○七面鳥
- ○羊肉
- ○魚介類
- ○卵
- ○カレー粉
- ○こしょう
- ○チリパウダー
- ○唐辛子（粉末）　など

NG

× ソーセージ（加工肉には、タマネギ、ニンニク、フルクタンなどが含まれていることが多い）フ

× わさび（練り）ガ ポ　など

調味料・その他

OK

○塩
○砂糖（スクロース）
○みそ（75g未満）フ
○しょうゆ
○酢
○ポン酢しょうゆ（少量）
○マヨネーズ
○オリーブ油
○ごま油
○ラー油（少量）
○缶詰のトマト
○ココア
○ココナッツオイル
○メープルシロップ
○魚醤
○キャノーラ油
○ウスターソース（105g未満）ガ ポ
○オイスターソース
○マスタード
○ピーナッツバター
○デキストロース
○スクラロース
○サルサソース
○サフラン
○パプリカパウダー　など

NG

× みりん ポ
× はちみつ 果
× オリゴ糖 ガ フ
× コーンシロップ（果糖ブドウ糖液糖）フ
× ソルビトール、キシリトールなどの甘味料 ポ
× アップルソース 果
× トマトケチャップ フ
× カレールー（小麦粉が含まれるもの）ガ フ
× シチュールー（小麦粉が含まれるもの）ガ フ
× バルサミコ酢 果　など

果物・果物加工品

OK

○バナナ（1本まで）フ
○いちご
○ぶどう
○キウイフルーツ（286g未満）フ
○オレンジ
○みかん
○キンカン
○レモン（187g未満）フ
○ライム
○パイナップル（200g未満）フ
○ブルーベリー（50g未満）フ
○パパイヤ
○ココナッツ　など

NG

× リンゴ 果 ポ
× 桃 フ ポ
× すいか フ 果 ポ
× なし 果 ポ
× グレープフルーツ フ
× メロン フ
× アボカド ポ
× 柿 フ
× 西洋なし 果 ポ
× さくらんぼ 果 ポ
× ざくろ フ
× ブラックベリー ポ
× ライチ ポ
× いちじく 果
× グアバ 果
× プラム フ ポ
× マンゴー 果
× 干しあんず フ ポ
× レーズン フ
× プルーン フ ポ　など

乳製品など

OK

- ○バター
- ○マーガリン（牛乳を含まないもの）
- ○アーモンドミルク
- ○ラクトース（乳糖）フリーの乳製品
- ○カマンベールチーズ
- ○チェダーチーズ
- ○モッツァレラチーズ
- ○パルメザンチーズ
- ○ギー　など

NG

- ×牛乳 乳
- ×生クリーム 乳
- ×乳糖を含む乳製品全般 乳
- ×ヨーグルト 乳
- ×アイスクリーム 乳
- ×クリーム類全般 乳
- ×ラッシー 乳
- ×ホエイチーズ 乳
- ×プロセスチーズ 乳
- ×カッテージチーズ 乳
- ×クリームチーズ 乳
- ×プリン 乳
- ×コンデンスミルク 乳
- ×カスタード 乳　など

菓子類

OK

- ○ポップコーン
- ○せんべい
- ○タピオカ（白・無糖）
- ○ポテトチップス（少量）　など

NG

- ×ケーキ（ショートケーキ） フ
- ×パンケーキ フ
- ×焼き菓子 フ
- ×ミルクチョコレート 乳　など

飲み物・アルコール類

OK

- ○水・ミネラルウォーター
- ○緑茶
- ○コーヒー（無糖）
- ○紅茶（無糖・250mℓ未満） フ
- ○ルイボスティー
- ○ココア（無糖）
- ○レモネード（無糖）
- ○クランベリージュース
- ○ビール
- ○ウイスキー
- ○ウォッカ
- ○ジン
- ○甘くないワイン
- ○甘くないスパークリングワイン
- ○日本酒　など

NG

- ×ウーロン茶 フ
- ×ハーブティー フ
- ×昆布茶 フ
- ×フルーツジュース 果
- ×麦芽コーヒー フ
- ×チャイ フ
- ×マルチビタミンジュース 果
- ×エナジードリンク 果
- ×ポートワイン 果
- ×ラム酒 果
- ×シェリー 果　など

※ Monash University などの資料をもとに江田証が作成（無断転載禁止）

江田 証（えだ あかし）

医学博士。江田クリニック院長。
1971年、栃木県生まれ。自治医科大学大学院医学研究科修了。日本消化器病学会奨励賞受賞。日本消化器病学会専門医。日本消化器内視鏡学会専門医。米国消化器病学会（AGA）インターナショナルメンバー。毎日、国内外から最新の治療法を求めて来院する、おなかの不調を抱えた患者を胃内視鏡・大腸内視鏡で診察し、症状を改善させることを生きがいにしている。『新しい腸の教科書』（池田書店）、『小腸を強くすれば病気にならない』（インプレス）、『パン・豆類・ヨーグルト・りんごを食べてはいけません』（さくら舎）、『医者が患者に教えない病気の真実』（幻冬舎）、『腸内細菌の逆襲』（幻冬舎新書）など著書多数。

参考文献　江田証『腸をリセットする最強レシピ』マキノ出版
江田証『すごい酪酸菌　病気になる人、ならない人の分かれ道』幻冬舎

Staff　レシピ監修・栄養計算　金丸絵里加（管理栄養士）
デザイン　谷 由紀恵
撮影　松久幸太郎
スタイリング　木村 遥
イラスト　中村知史
DTP　美創
編集協力　武石朋樹

腸をリセットする簡単レシピ

2023年6月20日　第1刷発行

著　者　江田 証
発行人　見城 徹
編集人　福島広司
編集者　鈴木恵美　小林駿介

発行所　株式会社 幻冬舎
〒151-0051 東京都渋谷区千駄ヶ谷4-9-7
電話：03（5411）6211（編集）
03（5411）6222（営業）
公式HP：https://www.gentosha.co.jp/

印刷・製本所　図書印刷株式会社

検印廃止

ISBN978-4-344-04124-0　C0077